NOUVELLE MÉTHODE DE TRAITEMENT

DES

FIÈVRES CONTINUES

DÉSIGNÉES SOUS LES NOMS

DE FIÈVRES ESSENTIELLES, FIÈVRES GRAVES, TYPHOÏDES, ETC.,

Basée sur une nouvelle appréciation des phénomènes pyrétiques,
et indiquée par une séméiologie nouvelle;

Par M. H.-F. Ranque,

CHEVALIER DE L'ORDRE ROYAL DE LA LÉGION-D'HONNEUR, MÉDECIN EN CHEF DE L'HOTEL-DIEU
ET DES PRISONS D'ORLÉANS, PROFESSEUR DE CLINIQUE INTERNE, MEMBRE CORRESPONDANT DE
L'ACADÉMIE ROYALE DE MÉDECINE, DE LA SOCIÉTÉ MÉDICALE D'ÉMULATION DE PARIS, DE LA
SOCIÉTÉ ROYALE DES SCIENCES, BELLES-LETTRES ET ARTS D'ORLÉANS, DE L'ACADÉMIE DE
BORDEAUX, DE LA SOCIÉTÉ DE MÉDECINE DE PARIS, DE BRUXELLES, DE TOULOUSE.

Mémoire lu à la Société royale des sciences, belles-lettres et arts d'Orléans,
inséré dans ses Mémoires, et envoyé à la société de médecine de Toulouse, qui lui a décerné une mention honorable dans sa séance publique
du 17 mai dernier.

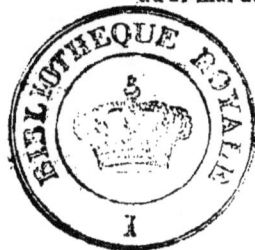

A PARIS.

Chez BAILLIÈRE, libraire de l'Académie royale de Médecine,
Rue de l'École de Médecine, n° 13 bis.

A LONDRES. Même maison, 219, Regent Street.

A ORLÉANS. Chez GARNIER, libraire, rue Royale.

—

1838.
1843

ORLÉANS. — IMPRIMERIE DE DANICOURT-HUET.

AVANT-PROPOS.

LE mémoire que nous publions aujourd'hui a été lu en 1837 devant la Société royale des Sciences, Belles-Lettres et Arts d'Orléans. Il a été inséré dans ses Annales, il a obtenu une mention honorable au concours établi en 1838 par la Société de médecine de Toulouse.

Si nous le livrons en ce moment à une plus grande publicité, c'est parce que l'expérience a continué de nous démontrer l'utilité et les avantages des choses qu'il renferme.

Nous y envisageons les fièvres continues dites essentielles autrefois, appelées typhoïdes aujourd'hui, sous un point de vue pratique nouveau.

Nous avons cherché à y démontrer qu'un voile épais et mystérieux couvrait dans la première période de ces affections et leur caractère et leur siége; que ce voile jetait les praticiens jeunes et vieux dans une incertitude cruelle sur le diagnostic du genre auquel elles pouvaient appartenir, diagnostic rendu presque impossible alors par la ressemblance malheureuse des traits que présentent au début les fièvres continues les plus différentes entre elles dans leur développement, et par suite sur le traitement à appliquer alors, incertitude qui contraint le médecin prudent à se restreindre dans ses prescriptions à ces généralités dont tout le monde gémit, et auxquelles personne ne peut s'empêcher de recourir.

Nous y avons prouvé qu'il était important, urgent de chercher à soulever ce voile. Pénétré de cette importance, au lieu de rester asservi à la tyrannie de l'usage, nous avons cherché à nous en affranchir, et après bien des efforts nous avons été assez heureux pour y réussir en partie; et nous le démontrons en faisant connaître que nous avions découvert quelques signes au moyen desquels nous pouvons maintenant, dès le début d'une fièvre continue, prévoir dans le plus grand nombre des cas quel sera le vrai caractère qu'elle présentera dans son développement, c'est-à-dire, pour nous, si elle y offrira ou n'y offrira pas des phénomènes graves, typhoïdes. Cette connaissance, au point de vue pratique, nous paraît présenter un immense avantage sur celle qui se borne au début d'une fièvre continue à la désigner par la dénomination de fièvre muqueuse, adynamique, ataxique, inflammatoire, etc. En effet, à cette période de la maladie, toute dénomination est alors impossible aux yeux des praticiens; cette impossibilité ne la rend-elle pas inutile; et les signes qui, suivant nous, font connaître que la fièvre qu'on a à traiter offre ou n'offre pas de tendance à devenir grave, en nous faisant une loi, dans ce dernier cas, de ne pas rester esclave d'une médecine expectante, et de rechercher quelle pourrait être alors la meilleure médication à mettre en usage pour combattre cette tendance, ne sont-ils pas d'une utilité incontestable et supérieure.

Les recherches que nous avons faites à ce sujet, les essais nombreux auxquels nous nous sommes livré, les résultats que nous avons obtenus nous autorisent à assurer que la médication que nous avons *adoptée pour cette période des fièvres continues* nous a présenté depuis plus de seize ans et nous présente tous les jours encore des avantages marqués sur toutes celles qu'on emploie habituellement.

Nous exposons ces avantages dans notre mémoire et dans l'exposition que nous en faisons, nous relatons aussi l'influence extrêmement heureuse qu'elle a eue lorsque nous l'avons appliquée aux fièvres éruptives, aux péritonites puerpérales, aux pneumonies et plevropneumonies, *dans lesquelles on voyait apparaître les signes que nous avons dit être les indicateurs du caractère typhoïde.*

En réfléchissant sur ces faits nous avons été amené à une pensée théorique que nous croyons bonne à émettre, et sur laquelle nous appelons l'attention publique, pensée que nous n'avons vue nulle part et qui nous semble propre à rendre un compte satisfaisant de la cause probable qui fait qu'une même maladie se présente tantôt avec un caractère benin, tantôt avec des symptômes malins.

Nous disons dans notre mémoire que la malignité ou la bénignité d'une fièvre continue et des autres maladies qui lui sont analogues dépend du degré d'altération qu'éprouve dans ces affections le système sécréteur.

Quand la sécrétion est faiblement altérée, la maladie reste bénigne; quand l'altération de la sécrétion est considérable, la maladie devient grave et maligne, l'intensité de la malignité est proportionnelle à l'intensité de l'altération sécrétoire.

Cette pensée, quoique toute théorique, nous semble devoir être prise en considération et nous paraît justifiée par les faits pratiques que renferme notre mémoire, faits dont, pour en mieux faire apprécier l'utilité, nous allons dans cet avant-propos présenter une analyse sommaire.

Pour ce qui concerne les fièvres continues, nous disons dans notre mémoire que quand au début de ces affections nous trouvions un enduit nacré, caséiforme sur les gencives latérales, quand en même temps les piqûres des sangsues appliquées quelque part offraient une teinte jus de mûres, nous sommes par ces signes seuls averti que la maladie pourra présenter un caractère grave, que ce caractère a de la tendance à devenir typhoïde, et que, pour en prévenir et affaiblir le danger, il faut de suite faire couvrir le ventre et les lombes d'un emplâtre particulier dont nous donnons la composition, et prescrire en même temps

des boissons adoucissantes ; nous y disons qu'en ayant recours *alors à cette seule médication*, nous obtenions des
résultats beaucoup plus satisfaisans qu'en suivant une
autre thérapeutique.

Nous y disons que quand dès le lendemain ou le surlendemain nous n'avions pas obtenu d'amélioration, ce
fait *devait être considéré comme exceptionnel*, que cependant cet insuccès avait une grande importance en ce qu'il
prouvait qu'il fallait adopter un autre traitement, bien
mieux approprié au caractère de la maladie, traitement
que nous indiquons.

Nous y disons que dans les cas de fièvre continue où nous
ne trouvions ni le nacré des gencives ni le teint jus de mûres des piqûres des sangsues, nous voyons très-rarement
survenir des symptômes typhoïdes, que d'après l'absence de ces signes nous n'avions jamais recours alors à
nos épithèmes, que nous nous contentions dans ces cas
de sangsues plus ou moins répétées, et que nous met-
tions à contribution toute la série des moyens qui constituent le traitement anti-phlegmasique, attendu qu'alors
nous n'avions dans les cas les plus ordinaires à combattre
qu'une simple phlegmasie.

Quant à ce qui est relatif aux fièvres éruptives, nous
disons dans notre mémoire que lorsqu'elles devaient devenir graves, elles présentaient le plus souvent les mêmes
signes, que dans les fièvres continues, nous avons dit indiquer un caractère grave ou typhoïde ; que dès le moment
où ils se manifestaient nous nous hâtions de faire appliquer nos épithèmes sur le ventre et les lombes, et que
dans le plus grand nombre des cas nous avions obtenu
de cette application des résultats aussi heureux que
dans les fièvres continues ; c'est surtout dans les varioles
confluentes que nous en avons observé les effets les plus
remarquables, quand on y avait pu avoir recours dès le
début de l'éruption. Quand nos signes indicateurs du ca-

ractère typhoïde ne s'offraient pas dans une fièvre éruptive, nous nous abstenions d'appliquer nos épithèmes, et nous nous bornions alors à une médication anti-phlegmasique.

Dans les cas nombreux de péritonites puerpérales que nous avons eues à traiter dans notre service de l'Hôtel-Dieu, nous avons été à même de reconnaître une analogie frappante entre cette maladie, les fièvres continues et les fièvres éruptives. Quand les malades qui en étaient atteintes offraient sur leurs gencives le nacré dont nous avons parlé, et la teinte jus de mûres des piqûres de sangsues, nous étions assuré qu'il se développerait des symptômes typhoïdes, et pour les prévenir ou en amortir le danger, nous avions recours le plus promptement possible à l'application de nos épithèmes sur le ventre et les lombes, comme nous le faisions alors dans les fièvres continues et les fièvres éruptives. Nous ne saurions trop nous féliciter de la pensée qui nous a déterminé dans cette maladie si souvent funeste à l'emploi de cette médication, et nous ne pouvons trop la conseiller pour les cas que nous venons de préciser, car elle ne conviendrait pas dans ceux où nos signes typhoïdes ne se présentent pas.

Pour ce qui est relatif aux pneumonies, aux plévropneumonies mentionnées dans notre mémoire, nous y disons que lorsque, dans ces affections si graves et si fréquentes, on voyait apparaître le nacré des gencives et la teinte indigo des piqûres de sangsues, on doit être certain que la phlegmasie présente alors un caractère spécial, et qu'au lieu de persévérer dans l'emploi des saignées locales ou générales, des vésicatoires, des vomitifs à haute dose, nous avions eu à nous louer infiniment d'avoir eu recours alors à nos épithèmes sur le ventre et les lombes, et que s'ils avaient été appliqués en temps opportun, c'est-à-dire dès le début de l'apparition de nos signes typhiques, dès le lendemain le plus souvent on remarquait un mieux prononcé suivi d'une guérison beaucoup plus prompte qu'on ne l'observe ordinairement. Nous y faisons observer que ces résultats heureux n'ont lieu que dans ces maladies où l'on observe ce caractère spécial, indicateur du typhisme, et qu'ainsi il ne faut recourir à cette médication que dans ces seuls cas.

Ces assertions, ces faits avancés par un praticien qui jouit de quelque estime n'étaient-ils pas de nature, j'ose le demander, à faire espérer, surtout après l'invitation que nous avions adressée, comme on le verra à la fin de ce mémoire, à nos collègues qui appartiennent à la section de médecine à laquelle il avait été renvoyé, qu'au moins quelques-uns d'entre eux voudraient bien s'astreindre à faire quelques essais, à réunir quelques faits qui fussent propres à éclairer la religion de la société sur un sujet aussi important et à y répandre de nouvelles lumières.

Notre espoir ne s'est point réalisé ! ! !

La section de médecine, trouvant probablement que nos opinions et notre thérapeutique étaient trop opposées aux dogmes établis, a cru devoir se borner à présenter l'analyse de notre mémoire.

Comme cette analyse nous a paru en donner une idée peu propre à le faire connaître tel qu'il est, et à déterminer les praticiens à s'assurer de la réalité des signes que nous leur indiquions, et des avantages que nous disions avoir obtenus de la médication nouvelle que nous proposions, nous avons pensé que nous pourrions nous abstenir de joindre cette analyse à notre travail, et nous prenons le parti d'en appeler à d'autres juges, sinon plus éclairés, du moins un peu plus amis du progrès médical, et d'une impartialité assez élevée pour ne pas craindre de reconnaître et d'avouer publiquement l'utilité ou l'inutilité, le danger ou l'innocuité d'une méthode qui leur est soumise.

C'est à ces amis du progrès que nous venons réclamer

aujourd'hui aide et assistance. Nous croyons avoir des droits à leur concours, parce que depuis long-temps ils veulent bien nous compter dans leurs rangs, et qu'à ce titre on se doit protection réciproque.

Nous nous croyons d'autant plus autorisé à leur faire cet appel et à réclamer d'eux des essais qu'on nous a refusés dans nos foyers, que pendant les cinq années qui se sont écoulées depuis la lecture de notre travail nous avons continué de faire l'application de notre semeiologie et de notre médication, non-seulement dans les fièvres continues, mais encore dans les fièvres éruptives, les péritonites puerpérales, les pneumonies et plévropneumonies, et que nous n'avons pas cessé d'avoir à nous féliciter de l'heureuse influence qu'elles ont eue dans le plus grand nombre des cas que nous avons eus à traiter.

La mention honorable que notre mémoire a reçue de la Société de médecine de Toulouse, l'emploi journalier de nos épithèmes à l'hôpital de Marseille, fait consigné dans l'ouvrage intéressant de M. le docteur Sue sur le choléra, nous donnent lieu d'espérer que l'invitation que nous adressons aujourd'hui aux vrais amis du progrès sera accueillie avec intérêt et bienveillance.

En la leur faisant, et dans le désir d'obtenir de leur part les dispositions favorables que nous réclamons, nous croyons devoir les prier de ne porter leur attention que sur la partie de notre travail que nous regardons comme la plus importante, la seule qui doive fixer les regards des praticiens, nous voulons dire notre semeiologie indicatrice du caractère typhoïde, et la nouvelle médication que nous appliquons à ce caractère dans toutes les maladies qui le présentent.

C'est sur elles seules que nous voulons être jugé ; c'est sur les faits qui les constituent, sur les faits que nous avons énoncés et les corollaires qui en découlent que nous appelons la contradiction, non pas cette contradiction systématique, sophistique, dogmatique qui se rue sur toute proposition nouvelle, par cela seul que c'est une chose nouvelle; mais cette contradiction éclairée, amie sincère et vraie de la science, tenant à honneur de repousser tout ce qui pourrait ou la dégrader, ou la pervertir, ou la faire rétrograder, accueillant avec bonté, mais avec défiance, tout ce qui présenterait des probabilités d'amélioration ou d'agrandissement scientifique.

Que les praticiens instruits, impartiaux, dont nous invoquons aujourd'hui le concours, lisent avec attention le travail que nous leur offrons, qu'ils ne s'y attachent qu'à la partie thérapeutique et pratique, qu'en la lisant ils fassent momentanément abnégation de leur conviction sur un sujet aussi palpitant d'intérêt, aussi universellement controversé, qu'après l'avoir lu avec recueillement ils se demandent s'il y aurait le plus petit danger, le plus léger inconvénient à répéter avec soin les essais que nous réclamons, afin de s'assurer par eux-mêmes s'ils retrouvent dans leur clinique les signes que nous avons fait connaître comme indicateurs fidèles du caractère typhoïde, et si la médication que nous employons journellement depuis plus de seize ans pour combattre ce caractère leur fait obtenir des résultats assez avantageux pour les déterminer à l'adopter, ou à chercher à la modifier de manière à pouvoir en obtenir de plus grands avantages.

Si nous sommes assez heureux pour que notre voix soit entendue, nous aurons atteint le but que nous nous sommes proposé en publiant notre mémoire. *Utinam ! ! !*

NOUVELLE MÉTHODE DE TRAITEMENT

DES

FIÈVRES CONTINUES

DÉSIGNÉES SOUS LES NOMS

DE FIÈVRES ESSENTIELLES, FIÈVRES GRAVES, TYPHOÏDES, ETC.

Basée sur une nouvelle appréciation des phénomènes pyrétiques
et indiquée par une séméiologie nouvelle.

MESSIEURS,

Si la médecine était une science parvenue à son dernier
degré de perfection, si l'humanité n'avait plus de vœux à former pour le succès des moyens que l'on emploie dans le traitement des maladies, à qui pourrait venir la pensée d'y
introduire le plus petit changement? Qui serait assez au-
dacieux, assez délirant, assez ennemi de son semblable
pour le proposer; et qui, j'ose le demander, voudrait être
son complice. . . . . .? Proclamons-le à la face du monde
entier; il n'est personne à qui on pût reprocher l'idée
d'un tel forfait.

Mais parmi toutes les sciences que l'homme a créées et
développées, qu'il cultive depuis la naissance de la civilisation jusqu'à ce jour, malgré l'intervalle immense qui
nous sépare aujourd'hui de cette époque; parmi toutes cet

sciences, quelle est celle qui puisse se flatter d'être arrivée à ce degré qui ne laisse rien à désirer pour des progrès ultérieurs?

Sont-ce les sciences abstraites? Mais leur base est-elle bien connue, et leur application a-t-elle donné tous les résultats qu'on avait lieu d'en attendre?

Seraient-ce les sciences physiques? Jetons un coup-d'œil rapide sur quelques-unes d'entre elles.

La physique et l'astronomie ont-elles satisfait toute notre curiosité, tous nos besoins? N'est-il plus d'inconnues à dégager dans les problèmes qui concernent l'une et l'autre de ces sciences. Que de phénomènes restent encore à constater! Que de vérités, réputées telles, à soumettre à un nouvel examen! Et de combien notre ignorance sur les corps célestes, et même sur ceux qui font partie de notre globe, dépasse notre savoir!

La minéralogie, la botanique, la zoologie, considérées sous le rapport du nombre et de la forme des êtres qui appartiennent à chacune de ces sciences, ne seront fixées, et leurs limites ne seront posées que le jour où l'on pourra dire : Tous les lieux de la terre ont été explorés, soit à sa surface, soit dans ses plus profonds abîmes. Qui, Messieurs, qui fixera ce jour . . . . . ?

La chimie, cette heureuse rivale de la nature, n'a-t-elle plus d'efforts à faire, ni d'essais à tenter pour arriver à la connaissance de tous les élémens des corps; peut-elle se flatter, même aujourd'hui, d'avoir bien apprécié cette puissance merveilleuse qui les attire ou les repousse, les unit ou les sépare, et toutes les lois auxquelles obéissent ces élémens lui sont-elles bien connues . . . . . ? Les brillantes découvertes que chaque jour cette science jette dans le monde ne nous démontrent-elles pas qu'elle n'est pour ainsi dire que dans son enfance.

Si de ces sciences, qui, comme nous l'avons dit, n'ont pour objet que l'étude du nombre, et des formes diverses que présente la multitude des êtres tant organiques qu'inorga-

niques, nous passons à celles qui s'occupent de la recherche des lois que paraissent suivre les êtres organisés, dans
leur développement, leur reproduction, leur conservation, et par conséquent dans les innombrables états par
lesquels ils passent et doivent passer avant que leurs élémens matériels soient rendus au règne inorganique, c'est
alors que nous reconnaissons, et surtout à l'égard des innombrables infirmités auxquelles est exposée l'espèce humaine, et qui, considérées sous le point de vue le plus élevé,
ne sont que des modes particuliers de l'organisme, combien nous avons à déplorer la faiblesse de nos moyens d'in-
vestigation, le peu de succès de quelques-unes de nos
méthodes de traitement ; combien nous sommes pauvres
de résultats positifs, et quels efforts immenses l'esprit humain doit long-temps encore s'imposer pour dérober au
créateur quelques-uns de ses secrets, concernant non-
seulement les sciences médicales, mais encore toutes les autres dont il s'occupe.

D'après ces considérations, Messieurs, et en nous attachant
spécialement en ce moment aux sciences médicales, nous
ne pouvons nous empêcher de reconnaître que si c'est
un devoir pour tous les médecins de soumettre à un examen impartial tous les traitemens consignés dans les livres
consacrés à la science, d'en faire l'essai, de les comparer
entre eux, d'en apprécier le mérite réel, d'adopter ceux
qui sont utiles, de rejeter ceux qui sont nuisibles, et
de chercher à perfectionner ceux qui ne sont point encore arrivés à la perfection qu'on désire, c'est surtout aux
médecins spécialement affectés au service des hôpitaux
que ce devoir est plus rigoureusement imposé ; ils doivent
à la société qui les a élevés à un poste aussi honorable, le
tribut de leurs méditations en échange des avantages immenses dont elle les a gratifiés.

Médecin en chef de l'Hôtel-Dieu depuis vingt-deux ans, médecin des prisons depuis la même époque, pénétré des char-
ges qui nous sont imposées par ces places, nous avons

pensé que nous ne pouvions mieux faire pour chercher à justifier la confiance dont nous avons été honoré, qu'en nous soumettant à cet examen important, et en travaillant sans relâche à découvrir quelques améliorations aux méthodes de traitement qui n'auraient pas encore obtenu cet assentiment unanime qui dispense de tout effort et de toute recherche.

Déjà, Messieurs, nous avons eu l'honneur de vous soumettre quelques-uns des résultats que nous avons obtenus des essais nombreux auxquels nous nous sommes livrés pendant ces vingt-deux années.

L'indulgence avec laquelle vous avez accueilli les mémoires que nous avons eu l'honneur de vous présenter sur un nouveau traitement des empoisonnemens par le plomb, et du choléra-indigène, l'appui que vous nous avez prêté dans la lutte orageuse que nous avons eue à soutenir devant vous en défendant le premier, sont et resteront toujours présens à notre mémoire. Veuillez permettre que nous les regardions comme des récompenses infiniment flatteuses de notre empressement à vous payer le tribut que tout membre doit à une société qui l'a honoré en l'admettant dans son sein, que nous y trouvions un encouragement pour la communication dont nous venons vous faire hommage aujourd'hui, et qui, nous osons l'espérer, paraîtra à vos yeux d'un intérêt plus grand que les précédentes.

En effet, Messieurs, nous venons appeler votre attention et fixer celle de nos honorables confrères sur une classe de maladies qui depuis un temps immémorial, et malgré les progrès immenses dont s'honore la science médicale, fait encore à l'époque où nous sommes plus de victimes à elle seule que toutes les autres réunies, et va les prendre aveuglément dans tous les rangs de la société, depuis la plus tendre enfance jusqu'à la vieillesse.

Cette classe de maladies si funestes au genre humain, vous le pressentez déjà, Messieurs, ne peut être que cette

classe à qui on a donné le nom de fièvres essentielles, de
fièvres graves, de fièvres malignes, cérébrales, pesti-
lentielles, etc. . . . . Depuis Hippocrate
jusqu'à nos jours, ces maladies n'ont cessé d'être l'objet
des méditations des générations médicales qui se sont
succédé. Chaque époque, chaque siècle a rivalisé d'efforts pour découvrir les moyens d'en atténuer les désas-
treux effets.

Les praticiens qui par l'ascendant de leur génie et de
leur caractère dominèrent leur époque, imposèrent à leurs
contemporains et transmirent à leur postérité les traitemens qui leur avaient fait obtenir le plus de succès. Quelque brillans qu'eussent été ces succès, quelque longue
qu'en eût été la durée, de nouvelles générations, té-
moins des désastres trop nombreux encore que produisent
les maladies fébriles, crurent devoir se livrer à de nouvelles investigations, et rechercher un traitement plus efficace que celui que leur avaient légué leurs devanciers.

Ces affections dépopulatrices furent envisagées sous de
nouveaux points de vue; on reconnut enfin que des idées
abstraites, des pensées, des conceptions *à priori* ne pouvaient plus fournir une base convenable à une science
toute de faits, toute positive, puisque les doctrines théo-
riques les plus brillantes, les plus séduisantes, n'avaient pu
donner naissance à un traitement satisfaisant de ces maladies.

On sentit la nécessité d'interroger les restes des victimes
pour en obtenir, s'il était possible, la connaissance du
mystère profond qui voilait le siége et la nature de ces
affections et les cachait à tous les yeux; on reconnut
le besoin de scruter avec la plus grande attention tous les
organes de l'économie, afin de chercher à découvrir ceux
qui étaient le plus constamment, le plus gravement al-
térés par la cause qui avait produit la fièvre, et reconnaître le caractère des altérations qui se présentaient.

Grâces aux progrès de la civilisation, grâces à la coura-
géuse persévérance des médecins des hôpitaux, qui met-

taient au nombre de leurs devoirs les plus impérieux
l'ouverture des cadavres, les obstacles que leur oppo-
saient à l'envi l'humanité et la religion mal interprétée
devinrent de moins en moins considérables ; on put enfin avec sécurité interroger les morts pour chercher à
sauver les vivans.

C'est de cette époque, qui ne remonte guère qu'à trente
ans, époque que nous avons vue naître, à laquelle nous
avons pris une part autant active que nous l'ont permis nos facultés et notre position personnelle dans de
vastes établissemens pendant cette longue période ; c'est
de cette époque que date une connaissance plus positive
du siége des maladies fébriles, et de la nature des altérations qu'elles déterminent dans les organes, ou qui
leur avaient donné naissance ; et maintenant nous pouvons
dire avec orgueil : Nos contemporains en France ont eu
le bonheur de résoudre le problème important du siége
des fièvres et des altérations organiques qui les accompagnent ou les produisent, mystère jusqu'alors resté im-
pénétrable aux regards les plus perçans, aux génies les
plus transcendans. Honneur, mille fois honneur aux
Prost, aux Petit et aux Serre, aux Broussais, aux Breton-
neau, aux Cruveilhier, aux Andral, aux Bailly, aux
Rochoux, aux Louis, aux Chomel, aux Fouquier, aux
Bouillaud, dont les travaux ont à jamais fixé ce point important de la science.

Grâces à ces travaux, il y a aujourd'hui parmi les praticiens qui tiennent à honneur de se maintenir au niveau
de la science, unanimité d'opinion sur le siége qu'affectent
les fièvres continues, sur le caractère physique des altérations que présentent les organes chez ceux qui y ont
succombé. Tous reconnaissent que les classifications de ces
maladies enseignées dans les écoles, cessant d'être exactes
et conformes à la vérité, cessent d'être utiles, et doivent
être abandonnées ; que les fièvres désignées dans les livres comme inflammatoires, bilieuses, muqueuses, ady-

namiques, ataxiques et nerveuses, ne doivent plus être
enseignées sous ces diverses dénominations, qu'elles ne
constituent plus qu'un seul et même genre, ayant un
même caractère anatomique, un début plus ou moins
uniforme, mais se décelant pendant son développement par
des nuances diverses, nuances qui avaient servi de base
aux nosologistes pour établir leur classification.

Cette unanimité d'opinion des primats de la médecine
actuelle sur un sujet aussi vaste, aussi compliqué, aussi
controversé pendant une longue série de siècles, est
un triomphe scientifique qui fait le plus grand honneur
à notre époque. Félicitons-nous-en comme d'un progrès immense dans la recherche de la vérité. Toutefois,
sachons reconnaître que les résultats de cette conquête
scientifique, tout importante qu'elle puisse être, se sont
jusqu'ici bornés à une vérité spéculative, et que l'humanité n'a pas eu à s'en applaudir autant qu'on aurait
pu l'espérer, puisque la guérison des fièvres continues,
des fièvres graves, est, comme nous l'avons dit précédem-
ment, aussi peu avancée aujourd'hui qu'elle l'était il y
a plusieurs siècles.

Ce que nous venons articuler ici devant vous, Messieurs,
de l'imperfection des méthodes de traitement appliquées
le plus généralement jusqu'à ce jour aux fièvres, n'est
point une assertion inexacte ; elle n'est ni hasardée ni
légère ; elle est l'expression fidèle de l'opinion médicale,
instruite, indépendante et impartiale. En effet, Messieurs,
appelons à votre barre les hommes laborieux qui se sont
le plus occupés de ce sujet important, qui ont livré au
public le résultat de leurs méditations à cet égard ? Inter-
rogez-les avec nous, ou plutôt ouvrons devant vous les
pages où ils ont renfermé leur opinion.

Par l'organe de son digne élève M. Trousseau, M. Bre-
tonneau de Tours, en 1829, exprime ainsi sa profession
de foi sur le traitement de la maladie qui nous occupe, c'est-à-dire des fièvres graves, fièvres continues.

« Aucun moyen thérapeutique n'a été opposé jusqu'ici
« avec succès au développement et aux progrès de l'exan-
« thème pustuleux des intestins, qui constitue les fièvres
« essentielles; toute l'efficacité des médicamens s'est bornée
« à imprimer à la marche de la maladie une direction
« moins funeste. »

Dans l'année précédente, en 1828, un médecin fort
distingué de Nancy, M. Leuret, termine un très-beau rapport sur une épidémie de fièvres graves qu'il a observée
en cette ville par la réflexion suivante. « Quant à la mé-
« thode de traitement, je ne puis mieux faire que de con-
« seiller, d'après mon expérience, de se confier aux seules
« forces de la nature. »

Pénétrons dans l'enceinte de l'école de médecine de
Paris, et interrogeons-y ces professeurs honorables aussi
connus par l'impartialité de leur opinion que recom-
mandables par leurs talens et leur science.

« Tout n'est pas dévoilé dans les affections qui consti-
« tuent les fièvres graves, s'écrie M. le professeur Fou-
« quier, à la fin d'une de ses leçons, ne nous le dissimu-
« lons pas; j'ai vu ces maladies se terminer d'une ma-
« nière fâcheuse sous l'influence des antiphlogistiques portés
« trop loin; d'autre part, j'ai vu aussi très-souvent les ex-
« citans de toute espèce ne pas être suivis de résultats plus
« satisfaisans, d'où je conclus qu'il faut de nouvelles et
« nombreuses observations pour éclairer ce point impor-
« tant de la pathologie. »

« Je ne puis m'empêcher d'avouer, disait le professeur
« Laënnec, en parlant des fièvres continues, que de toutes
« les maladies qui affligent l'espèce humaine, ce sont les
« fièvres graves dans lesquelles l'impuissance de l'art est
« le plus manifeste. »

Que dit en 1830 le professeur Cruveilhier, dans sa belle
Monographie de l'affection typhoïde, enrichie de gravures
magnifiques?

« La doctrine de l'irritation a soulevé un coin du voile;

« mais, je ne crains pas de le dire, la véritable méthode
« de traitement est encore à trouver. Dans quelle maladie
« l'impuissance de l'art est-elle plus manifeste que dans
« l'entérite folliculeuse, qui attaque presque toujours les
« jeunes gens dans la force de l'âge. Accusons donc notre
« impuissance ou celle de l'art, et cherchons une autre mé-
« thode de traitement ; nous la trouverons, dit ce savant
« professeur, au lit du malade, par des tentatives pru-
« dentes et quelquefois hardies, par la méditation des faits
« qui se passent journellement sous nos yeux.

« Je perds sans regret, s'écrie ce modeste praticien, je
« perds sans regret, médicalement parlant, des malades
« affectés de lésions graves qui ont désorganisé sourdement
« ou brusquement le foie, le poumon, le cœur, l'estomac,
« le cerveau ; mais jamais je n'ai perdu, sans déplorer
« mon impuissance, des malades pleins de jeunesse et de
« vie, qui n'ont pas de lésions suffisantes pour expliquer
« la mort.

« Le moment n'est sans doute pas éloigné où le traite-
« ment des fièvres graves sera tout aussi rationnel et
« tout aussi efficace que celui de la pneumonie. »

Les professeurs que nous venons de faire comparaître
devant vous ne sont pas les seuls qui aient des regrets à
vous exprimer sur l'impuissance de l'art dans le traitement
des fièvres graves; d'autres encore, non moins nombreux,
non moins recommandables, voudraient aussi vous faire
connaître le sentiment pénible dont ils sont pénétrés, en
pensant aux victimes si multipliées que chaque jour font
ces terribles maladies. Mais vos momens sont précieux, et
nous craindrions de lasser votre attention.

Parmi ces praticiens, amis aussi sincères de leur art
que dévoués au culte de l'humanité, nous nous contenterons de mettre en votre présence un des premiers praticiens de la capitale, le docteur Chomel. Pourrez-vous en-
tendre sans un recueillement profond des paroles aussi
graves que les suivantes : « Les faits, nous crie du fond de

« son âme cet honorable et savant médecin , les faits n'ont
« que trop démontré l'impuissance des divers moyens théo-
« riques dans le traitement de la fièvre typhoïde ; le trai-
« tement rationnel lui-même s'est montré insuffisant dans
« une certaine proportion de cas.

« Les moyens les plus opposés ont été mis en usage con-
« tre cette maladie par des médecins de diverses écoles,
« et par quelques-uns chez tous les sujets indistinctement
« et à toutes les périodes de la maladie, sans qu'on ait re-
« marqué des différences bien notables dans la mortalité ;
« de ce fait incontestable découle cette conséquence qu'il
« est impossible de ne pas avoir des doutes très-légitimes
« sur l'efficacité de ces divers moyens.

« Dans un certain nombre de maladies , continue cet
« apôtre de la science et de l'humanité, l'impuissance
« reconnue de l'art montre la nécessité de nouveaux es-
« sais qui, lors même qu'ils seraient infructueux , peuvent
« encore honorer le médecin qui s'y livre, s'il sait mettre
« dans l'administration des remèdes la prudence conve-
« nable , dans l'observation des faits l'attention et l'in-
« dépendance nécessaires, et dans les conclusions qu'il en
« tire la sévérité d'un esprit exact qui ne cherche que la
« vérité. Il est tel cas dans lequel le médecin est coupable
« s'il n'essaie pas un remède différent de ceux qui ont été
« essayés avant lui. Dans la rage , par exemple, où tous
« les moyens employés jusqu'ici ont constamment échoué,
« n'est-il pas dans l'impérieuse obligation de chercher
« quelque indication nouvelle, quelque remède différent
« de ceux dont l'impuissance est démontrée. L'expérimen-
« tation est encore un devoir pour lui dans ces affections
« dans lesquelles l'influence des remèdes généralement
« usités est obscure et faible , et dont le traitement laisse
« encore beaucoup à désirer soit pour en abréger la durée
« soit pour en prévenir la terminaison funeste ou du moins
« pour la rendre plus rare. La fièvre typhoïde appartient
« à cette dernière série.

« En effet, quelque variées, quelque opposées qu'aient
« été jusqu'ici les méthodes de traitement mises en usage
« dans la maladie typhoïde, la mortalité générale a été as-
« sez forte pour démontrer leur insuffisance. »

Ainsi s'exprimait, en 1834, le professeur Chomel dans
un ouvrage spécial sur l'affection typhoïde, ouvrage accueilli avec faveur, honoré de l'estime des praticiens et
maintenant classique. Si des témoignages aussi explicites,
provenant de personnes aussi graves, aussi considérables, ne
suffisent pas à votre conviction, qu'il nous soit permis de
nous appuyer, en terminant ces citations, d'un auteur non
moins aimé, non moins estimé, le savant et laborieux
docteur Louis. Ce professeur, dont le nom est une puissance
en médecine, termine son bel ouvrage sur les fièvres graves par cette remarque.

« Le peu de succès obtenu jusqu'à ce jour dans le
« traitement des fièvres ne doit pas décourager les amis
« de la science et de l'humanité, et faire croire qu'on
« n'arrivera jamais à un traitement mieux approprié à la
« maladie qui nous occupe. Qui aurait pu prévoir les ef-
« fets de l'opium, ceux du quinquina, et la vertu préser-
« vatrice de la vaccine! C'est le hasard et l'observation
« qui nous ont donné ces puissans moyens de conserva-
« tion; ce que le hasard et l'observation ont fait, ils peu-
« vent le faire, ils le feront sans doute encore, et la thé-
« rapeutique, comme les autres parties de la science, doit
« tout attendre de l'observation. »

Après des autorités aussi imposantes, aussi influentes
sur l'opinion médicale, aussi dignes de l'influence qu'elles
exercent sur cette opinion, si, ce que nous ne pouvons
penser, il pouvait rester encore dans votre esprit quelque
doute sur la justesse et l'exactitude de notre assertion relative à l'imperfection de nos méthodes de traitement des
fièvres graves, ils ne pourraient se maintenir en présence
de cette simple observation qui prouve combien le besoin
d'une meilleure thérapeutique des fièvres est profondé-

ment senti et universellement reconnu. C'est qu'il ne paraît pas un ouvrage sérieux sur ce sujet important, il ne
se publie pas de journaux scientifiques et spéciaux, tant
en France qu'en Angleterre, en Allemagne, en Italie, en
Amérique, qui n'expriment ce besoin dans les termes les
plus énergiques, et ne se croient obligés, dans l'intérêt de
la science, à faire un appel aux praticiens, et à les inviter à rechercher de nouveau un traitement plus efficace,
et à s'empresser de le faire connaître. En preuve de ce
que nous vous disons en ce moment et à ce sujet, nous
nous contenterons de mettre sous vos yeux ce passage
remarquable inséré dans un de nos journaux de médecine
les plus estimés, la *Gazette médicale,* dans le numéro 58
de l'année 1833.

« Les lecteurs de la *Gazette médicale* se rappellent avoir
« lu dans ses revues de la clinique interne de l'Hôtel-
« Dieu, des années 1831 et 1832, quelques détails sur
« le traitement des fièvres typhoïdes par le chlorure ; de-
« puis cette époque divers journaux de la France et de
« l'étranger ont répété ce que nous en avions dit alors,
« et un intérêt général s'est attaché à ces recherches en-
« treprises sur le traitement d'une des maladies les plus
« graves qui frappent l'espèce humaine, puisqu'elle paraît
« exister par tout le globe, se reproduire dans toutes les
« saisons et frapper de mort le quart de tous ceux qui en
« sont atteints. » *Frapper de mort le quart de tous ceux
qui en sont atteints !* ... Vous l'entendez, Messieurs....

Il est donc bien démontré que, pour ceux qui connais-
sent le besoin de la science, qui ont à cœur ses progrès,
et le bien de l'humanité qui s'y trouve si intimement lié,
tous leurs efforts doivent depuis long-temps être dirigés
sur la recherche d'une médication des fièvres graves,
plus heureuse que celles qui sont généralement suivies ;
et que si quelque praticien pouvait avoir été assez heureux
pour en découvrir une qui présentât des avantages réels,
nombreux et incontestables, pour peu qu'ils fussent supé-

rieurs à ceux qu'offrent les méthodes actuelles, il ne devrait point hésiter à la faire connaître.

Des faits recueillis dans notre service de l'Hôtel-Dieu et des prisons, ainsi que dans notre pratique civile depuis la fin de l'année 1826 jusqu'à ce jour, nous autorisent à croire et à avancer que désormais la médecine ne devra plus être accusée d'impuissance à l'égard de ces terribles maladies, et que nous possédons enfin une méthode de traitement capable d'en triompher, *sinon dans la totalité des cas*, au moins dans le plus grand nombre. Nous trouvons dans ces faits le droit d'assurer que si elles ont été et sont encore si funestes à l'espèce humaine, c'est moins parce que leur essence, leur nature les rendaient incurables ou très-peu curables, que parce que, ainsi que vient de nous le dire le docteur Louis, nous n'avions pas encore eu le bonheur de découvrir les moyens propres à les combattre.

Le nombre de ces faits que nous possédons et que nous avons recueillis avec soin depuis plus de dix ans est maintenant assez considérable ; la proportion des résultats heureux que nous avons obtenus est assez élevée, a été assez constante, et surtout assez supérieure à celle que présentent les méthodes actuelles de traitement les plus en honneur et les plus heureuses, pour que nous croyions ne devoir plus hésiter à faire connaître celle qui nous est propre.

Pourrions-nous hésiter, Messieurs, en paraissant devant vous armé de ces faits, pourriez-vous vous-mêmes ne pas partager nos espérances et notre conviction, quand nous aurons mis sous vos yeux le tableau des individus atteints de maladies connues sous les noms de fièvres continues, fièvres graves, fièvres malignes, fièvres cérébrales, et aujourd'hui désignées sous le nom générique de typhoïdes, que nous avons soumis à notre traitement depuis le mois de décembre 1826 jusqu'à ce jour, et dont le nombre s'élève à 733.

Voici, Messieurs, ce tableau que nous présentons avec confiance à nos amis, et à ceux chez lesquels nous pourrions avoir le malheur de trouver des ennemis.

	TRAITÉS.	GUÉRIS.	MORTS.
En 1826	1	1	0
1827	85	75	10

Nota. Parmi les quatre-vingt-cinq personnes que nous avons eues à traiter dans cette année, nous sommes heureux de pouvoir citer les deux enfans de M. de Billy, notre honorable collègue, et Mme de Billy elle-même, chez lesquels la rougeole se compliqua d'un typhus extrêmement intense.

En 1828	61	56	5
1829	156	149	7

Nota. Le chiffre considérable de cette année est dû à l'épidémie qui se développa dans le 8e régiment de la garde royale. Malgré ce chiffre élevé et la gravité de l'épidémie, nous n'avons perdu sur ce chiffre que sept personnes.

En 1830	56	49	7
1831	106	96	10
1832	42	39	3
1833	58	53	5
1834	38	35	3
1835	51	46	5
1836	54	47	7
1837 jusqu'à ce jour	25	25	0
TOTAL. . .	733	671	62

Nous croyons devoir vous faire connaître que dans le nombre des personnes qui ont été traitées du typhus dans l'année 1836, il s'en trouva cinq appartenant au village de Chaingy, près d'Orléans, où il s'était déclaré une épidémie de cette maladie ayant un caractère très-grave. Ces cinq personnes, quoique atteintes à un degré très-prononcé au moment où on les transporta à l'Hôtel-Dieu, sont sorties toutes très-bien guéries et en assez peu de temps.

Des vingt-cinq personnes que nous avons traitées cette

année jusqu'à ce moment, nous avons eu le bonheur de n'en perdre aucune, et cependant nous en avons eu vingt chez lesquelles la maladie a été très-grave; dans ces vingt se trouvent quinze malades admis à l'Hôtel-Dieu et surtout une jeune femme que nous avons suivie au faubourg Bourgogne avec M. le docteur Duvernay, et qui, après un accouchement laborieux, fut atteinte d'un typhus d'une intensité extrême. Nous en donnerons l'observation quand nous publierons nos faits.

En ce moment nous avons en traitement quatre malades dans la salle Saint-Lazare, qui commencent à être beaucoup mieux. Ces malades sont en plus des vingt-cinq que nous avons cités.

D'après ce tableau que nous avons fait sur les notes cliniques que nous conservons avec le plus grand soin, vous voyez, Messieurs, que pendant un peu plus de dix ans nous avons appliqué notre méthode de traitement plus de 733 personnes, que nous en avons guéri, ou, si vous le voulez, qu'il s'en est guéri pendant son emploi 671, et que nous n'en avons perdu que 62.

La proportion des revers aux succès ou des morts aux malades a été d'un peu moins d'un onzième. Cette proportion, quoique très-avantageuse, quoique supérieure à celle que présentent les autres méthodes, qui, comme on le sait, est de 4, de 6, de 8, eût été bien moindre si nous eussions pu appliquer notre méthode de traitement dès les premiers jours de l'invasion de la maladie, car l'expérience nous a démontré, pendant les dix années qui viennent de s'écouler, et nous allons vous le démontrer à vous-mêmes, qu'un des avantages immenses de cette méthode, mise en usage dès le début des affections typhoïdes ou des fièvres continues, est de leur enlever alors presque complètement et très-rapidement ce caractère insidieux, cette tendance à la malignité qui les rend si funestes dans leur cours, et qu'un autre avantage non moins précieux, non moins incontestable qu'on peut obtenir de son emploi dans

2

les second et troisième septenaires de ces affections, est d'en
affaiblir la gravité et d'en diminuer la mortalité dans le
plus grand nombre de cas appartenant au second septenaire, et à l'égard des malades traités seulement dans leur
troisième ou quatrième période, d'en arracher à la mort
un peu plus de la moitié.

En effet, Messieurs, jetez les yeux sur le tableau suivant que nous venons vous soumettre.

Vous y verrez, d'après les résultats de notre méthode dans
les trois périodes qu'on a assignées à ces maladies, combien
est fondée notre conviction.

Dans un tableau précédent nous vous avons fait connaître
que nous avions traité jusqu'à ce jour 733 personnes atteintes de fièvres continues graves, ou typhus intestinal, et
que nous n'en avions perdu que 62.

Pour éclairer la religion de nos juges et mettre les praticiens à même de se faire une conviction sur l'utilité
réelle de notre méthode, nous croyons devoir leur exposer les époques précises de la maladie auxquelles se trouvaient les individus qui y ont été soumis, et les résultats
obtenus pour chacune d'elles.

Nous voyons dans nos notes cliniques que sur les 733 personnes que nous avons traitées,

518 se trouvaient dans la 1re période, ou 1er septenaire.
186 — dans la 2e — ou 2e septenaire.
29 — dans la 3e — ou 3e et 4e septenaire.

TOTAL. 733

Sur les 518 de la première période, nous n'en avons
perdu que 3. C'est l'an passé que nous avons fait ces pertes
dans les personnes de la femme Troupeau, Mad. Leroi et
Mlle Bardin. Nous avons tout lieu de croire que chez ces
trois personnes l'affection ne se bornait pas à la maladie
intestinale.

Chez Mad. Leroi et la femme Troupeau, dès le début il y
avait une affection cérébrale réunie à l'affection des glandes

intestinales, et chez Mlle Bardin, que notre honorable con-frère M. le docteur Latour aîné a vue quelques jours en notre absence, une affection du foie concurremment avec l'affection intestinale. Nous regrettons vivement que la nécropsie n'ait pu lever nos doutes à ce sujet.

Sur les 186 de la seconde période, nous trouvons 143 gué-ris, 43 morts (1 sur 4).

Sur les 29 de la troisième et de la quatrième période, nous comptons 16 guéris, 13 morts, perte un peu moins de moitié.

D'après ce tableau, qui est l'expression fidèle de faits in-contestables, vous voyez, Messieurs, que nous étions fondé à vous dire que si notre méthode de traitement était ap-pliquée dès le début d'une fièvre continue (affection ty-phoïde intestinale), on obtiendrait une diminution in-croyable dans la mortalité de cette maladie, diminution qui la met hors de ligne avec toutes les méthodes, et que dans les cas où elle est appliquée dans une période avancée, ses avantages sont d'autant plus marqués que la période est moins avancée, et néanmoins se montrent toujours supé-rieurs à ceux qu'offrent les autres traitemens dans de pa-reilles périodes.

Nous pourrions nous borner à ces preuves irréfragables de l'utilité de notre méthode de traitement. Mais une vieille expérience nous crie que quand on veut jeter dans le monde une pensée nouvelle, et à plus forte raison pré-senter un traitement nouveau qu'on assure être fructueuse-ment applicable à une des maladies les plus fréquentes et les plus meurtrières, maladie qui depuis un temps im-mémorial a fixé l'attention des hommes les plus recom-mandables, et a fait le sujet continuel de leurs médita-tions, et qui vient d'être à l'académie royale de Paris l'objet d'une des discussions les plus importantes qui aient jamais eu lieu dans son sein, et à laquelle ont pris part les notabilités les plus remarquables de notre époque, il faut s'attendre à toute sorte de résistances et de combats;

qu'il faut s'armer de toutes pièces avant de descendre dans l'arène, et que pour s'assurer la victoire ou du moins inspirer assez de confiance pour faire naître l'idée et le désir d'expérimenter cette méthode, on ne saurait fournir trop de preuves de la bonté des moyens qu'on ne craint pas de proposer.

Nous concevons, Messieurs, tout ce qu'il y a de vrai dans ce cri de l'expérience. Nous tenons à nos convictions, à nos habitudes de penser et d'agir; nous sommes naturellement en défiance contre tout ce qui touche à nos croyances, croyances que nous avons acquises avec labeur, qui sont notre patrimoine et notre richesse intellectuelle ; les voir attaquées, ébranlées, est une espèce de blasphème, un attentat à une de nos propriétés qui nous sont les plus chères; les défendre contre toute agression, fût-elle plausible et fondée, est un devoir, un besoin, telle est la nature humaine.

Nous ne reculerons pas, Messieurs, devant ces obstacles qui nous attendent, et que nous ne nous sommes point dissimulés; loin de là, Messieurs, nous y trouverons une force nouvelle qui, nous l'espérons, nous mettra **à même** de les surmonter.

Si nous venons en ce jour attaquer des convictions profondes, ébranler des croyances fortes et sincères, ces attaques, ces ébranlemens sont devenus pour nous une nécessité, un devoir, car ce n'est que pour leur substituer de nouvelles convictions, de nouvelles croyances que nous pensons devoir être. plus conformes à la vérité et plus utiles à l'humanité, dont les intérêts, en définitive, doivent toujours être le but de nos pensées.

Des motifs aussi honorables ne peuvent manquer de trouver en vous, Messieurs, une vive sympathie; nous aimons à nous en flatter, car nous y puiserons un nouveau courage pour soutenir la lutte qui pourrait s'élever.

Et pourrions-nous ne pas la soutenir avec avantage quand nous nous soumettons à satisfaire à toutes les exigences

qu'ont droit d'imposer les praticiens en pareille occurrence.
Exigences formulées comme il suit, en 1832, dans les
Archives de médecine, à l'occasion des affections typhoïdes,
par M. Dance, médecin bien recommandable et trop tôt
enlevé à la science.

« Pour prouver, dit ce jeune savant, la bonté d'une
« méthode de traitement d'une maladie, il faut donner
« les résultats de cette méthode appliquée dans toutes ses
« périodes, toutes ses nuances, toutes ses formes; car ce
« qui serait vrai pour une de ces circonstances pourrait
« ne pas l'être à l'égard des autres. »

Déjà, Messieurs, comme vous l'avez entendu, nous avons
satisfait à l'exigence relative à la fixation du temps depuis
lequel était employée notre méthode, ainsi qu'au nombre
des malades qui y avaient été soumis et aux résultats obtenus sur le nombre total.

Nous avons fait plus, nous avons aussi satisfait à l'obligation qui nous était imposée d'indiquer le chiffre positif de la mortalité sur les malades traités dans la première,
la seconde et la troisième période.

Il en reste une dernière non moins importante, non
moins impérieusement prescrite par le même savant et
par tous les médecins, dont on peut le regarder en cette circonstance comme un fidèle interprète, c'est la notification
des résultats obtenus dans toutes les nuances et toutes les
formes de la maladie.

Nous nous empressons de satisfaire à cette réclamation.

Les nuances sous lesquelles se montrent l'affection typhoïde intestinale ou les fièvres continues, et qu'il importe de
signaler, se bornent : 1° à celles qui dans le début ont un
caractère bénin et le conservent dans leur cours ; 2° à celles
qui également dès le début offrent un caractère bénin, qui,
après ce début de caractère peu grave, en revêtent un
d'une gravité plus ou moins prononcée; 3° à celles qui
dès le principe ont un caractère très-grave.

Les fièvres continues (typhoïdes intestinales), que nous

avons traitées depuis la fin de 1826 jusqu'à ce jour, appartenaient à l'une ou à l'autre des trois nuances suivantes, au moment où nous leur avons appliqué notre traitement :

1° A celle qui présentait un caractère peu grave ;
2° A celle qui se montrait avec un caractère grave ;
3° A celle qui offrait une gravité très-prononcée.

Nos notes nous font connaître que des 733 personnes que nous avons traitées pendant cet espace de temps,

98 appartenaient à la 1re catégorie, nuance bénigne.
497 appartenaient à la 2e — nuance grave.
138 appartenaient à la 3e — nuance très-grave.

Nous ne trouvons aucun mort dans la première catégorie.

Nous en trouvons   25 dans la 2e, — 1 sur 19.
——   —   37 dans la 3e, — 1 sur près de 4.

TOTAL 62.

N'avoir fait aucune perte dans la première catégorie, nuance bénigne, n'offre rien de remarquable, puisque l'expérience nous démontre que dans cette nuance, pour peu que le traitement ait été rationnel, la nature se suffit à elle-même ; nous nous permettrons seulement une observation à l'égard de cette catégorie : c'est que des 98 cas qui la constituent aucun n'a revêtu pendant le traitement ce caractère grave qu'il est si fréquent de voir succéder à un caractère bénin au début.

Nous ne croyons pas nous tromper en attribuant ce fait heureux à l'influence des moyens qui sont propres à notre traitement, et nous devons le signaler à l'attention des praticiens.

Quant aux résultats obtenus dans la seconde catégorie, chez les malades atteints d'une manière grave au moment où nous avons eu à les traiter, s'ils ne sont pas aussi heureux qu'on pourrait encore le désirer, la cause ne peut en être attribuée, suivant nous, qu'à l'intensité du caractère de la maladie d'une part, et de l'autre qu'aux progrès qu'avait faits le mal avant le traitement, progrès qu'on aurait pu empêcher, et qu'on aurait certainement empêchés dans le plus grand nombre des cas en l'appliquant plus tôt, puisque de tous les malades que nous avons traités dans la première période, nous n'en avons perdu que trois. Toutefois nous demanderons aux praticiens impartiaux s'il est une méthode de traitement qui, dans cette nuance grave, présente une perte moins considérable.

Ces réflexions peuvent s'appliquer avec la plus grande justesse aux résultats obtenus dans la troisième catégorie, catégorie dans laquelle jusqu'ici la mortalité est le plus souvent de plus de la moitié des malades, tandis que dans notre méthode de traitement elle ne se trouve que d'un quart environ.

Maintenant nous avons à faire connaître nos résultats dans toutes les formes sous lesquelles se sont présentées les fièvres continues que nous avons eues à traiter.

Il est reconnu aujourd'hui par tous les bons esprits que ce qu'on appelle maintenant fièvre typhoïde représente à elle seule presque toutes les fièvres continues, ou, si l'on veut, que presque toutes les fièvres continues ne sont que des nuances diverses de la fièvre typhoïde; en effet, les formes sous lesquelles se présente cette affection au début, et pendant ses diverses périodes, reproduisent assez bien le caractère symptômatique des fièvres connues sous le nom d'inflammatoire, bilieuse, muqueuse, adynamique, ataxique.

Au lieu de considérer ces formes comme des maladies, chacune d'une nature spéciale, opinion qui naguère était encore l'opinion générale, on commence à ne les regarder que comme des variétés de manifestation de la même affection; tout en adoptant cette manière de voir que nous avons émise nous-même depuis un certain temps, nous prouverons ultérieurement qu'elle doit être modifiée.

Toutefois nous nous attacherons en ce moment à donner le chiffre proportionnel des formes que nous ont présentées nos affections typhoïdes, ou nos fièvres continues, au moment où nous avons été appelé à les traiter.

Sur les 733 cas qui constituent notre nombre total, nous trouvons dans nos notes :

> 68 cas à forme bilieuse.
> 98 — à forme inflammatoire.
> 108 — à forme muqueuse.
> 120 — à forme ataxique.
> 347 — à forme adynamique.

TOTAL 733.

Nous ne trouvons point de morts dans la forme bilieuse.

Nous en trouvons deux dans la forme inflammatoire et un dans la forme muqueuse ; ce sont les trois cas mentionnées pour la première période, ci . . . . 3.

Dans la forme ataxique nous trouvons 25 morts, ci 25.

Dans la forme adynamique   —   34 morts, ci 34.

TOTAL 62.

Nous trouvons également dans nos notes que des soixante-huit cas à forme bilieuse, aucun n'a dégénéré dans une autre forme, tous ont cédé promptement à notre méthode.

Que dans la forme inflammatoire et muqueuse, nos pertes ont porté sur des individus atteints de phlegmasie affectant en même temps d'autres organes que les intestins ; qu'à l'exception de ces pertes, qui peuvent être considérées comme nulles, tous les autres cas ont été promptement guéris.

Que dans la forme adynamique, qui compte 347 cas, nous n'en avons perdu que 34, ce qui fait un sur plus de dix. Nous ferons remarquer que ces 34 étaient venus dans la seconde et troisième période de la maladie, circonstance remarquable, et qui a eu beaucoup d'influence sur le résultat du traitement.

Qu'enfin dans la forme ataxique, où nous trouvons 120 cas, nous trouvons 25 morts, et ces 25 appartenaient à la seconde et à la troisième période, époque où la maladie, quand elle est grave, comme elle l'est dans cette forme, présente plus de complications et de danger, et offre moins de chances de succès.

Peut-être nous objectera-t-on que les faits sur lesquels nous nous appuyons pour démontrer les avantages de notre méthode de traitement ne sont que des faits qui nous sont personnels, que nous ne les avons fait constater par personne, et qu'ainsi on ne peut les admettre qu'autant qu'ils auront été vérifiés par l'expérience.

Nous avons pressenti cette objection, et dans l'intérêt de la cause que nous défendons ici, et du sujet extrêmement important que nous traitons, nous venons lui faire une réponse qu'on ne pourra repousser parce qu'elle est sans réplique, et que nous croyons de nature à inspirer aux praticiens amis du progrès un commencement de confiance et le désir de soumettre nos faits à leur expérimentation.

Cette réponse est le rapport qu'en 1829 le chirurgien-major du 8e régiment de la garde, en garnison à Orléans, crut devoir faire à son colonel, à l'occasion d'une épidémie typhoïde qui atteignit son régiment, et dont les malades furent confiés à nos soins, dans notre service de l'Hôtel-**Dieu**.

Voici ce rapport, que nous avons fait imprimer en 1831 dans notre mémoire sur le choléra indigène.

« *RAPPORT sur une épidémie de fièvre maligne, qui a atteint le* 8e *régiment de la garde royale, en garnison à Orléans, pendant les mois de juillet et août* 1829, *par M. le docteur* HEUMANN, *chirurgien-major de ce régiment, à son colonel.*

« Orléans, le 1er novembre 1829.

« Mon Colonel,

« Dans les deux premiers mois de notre arrivée à Orléans, nous avons été obligés d'envoyer à l'hôpital de cette ville un beaucoup plus grand nombre de malades que nous ne l'avions fait à Paris, et que nous ne le faisons habituellement.

« Parmi ces malades, quatre-vingt-dix ont été atteints d'une manière plus grave que les autres.

« Leur maladie était une fièvre maligne semblable à celle qui est connue sous le nom gastro-entérite grave, de fièvre ataxique, de fièvre putride maligne, dothinentérite et de typhus, et telle que l'a éprouvée, au commencement de cette année, la garnison de Vendôme, et qui y a fait beaucoup de victimes.

« Les soldats qui ont été le plus gravement malades de cette espèce d'épidémie étaient les plus jeunes soldats ; nous en avons compté 60. Ceux qui ont eu la maladie moins violente étaient les soldats qui sont depuis plus de temps au régiment ; ceux-ci étaient au nombre de 30.

« Il me semble important de faire remarquer que la maladie, quoique très-intense, n'a pas été contagieuse.

« Sur nos 90 malades atteints de cette fièvre maligne, nous n'en avons perdu que deux, Gonnet et Frymann. Le premier, après avoir échappé à la fièvre maligne, a succombé, deux mois après, à une hydropisie, suite de l'inflammation du foie, des plèvres et de la vessie. Le dernier a été enlevé subitement au huitième jour de la maladie, et on a trouvé des marques évidentes d'inflammation ancienne des poumons jointe à une inflammation peu considérable des intestins, et à un commencement d'affection des glandes intestinales.

« Une mortalité aussi faible dans une maladie où l'on perd ordinairement près du quart des malades qui en sont atteints, en employant les traitemens les plus rationnels et ceux qui ont la sanction de l'expérience, est un fait qui a été trop heureux pour notre régiment, pour ne pas vous en faire mon rapport.

« L'assiduité avec laquelle j'ai suivi nos malades ne me laisse aucun doute sur la cause à laquelle nous devons attribuer un résultat aussi avantageux. Je l'attribue tout entier à la méthode de traitement qu'a mise en usage M. le docteur Ranque, médecin en chef de l'hôpital, méthode dont je sais que, depuis près de quatre ans, il fait le plus heureux emploi dans les maladies de la nature de celles qu'ont eues nos soldats.

« D'après l'intérêt que vous portez à votre régiment, mon colonel, vous recevrez avec plaisir le rapport que je vous adresse; vous y verrez que M. le docteur Ranque a acquis des droits à notre reconnaissance pour les soins si heureux qu'il a donnés à nos soldats, et j'ai l'honneur de vous proposer de lui adresser vos remercîmens.

« Je suis avec respect,

« Mon colonel,

« Heumann, D. M. »

Ce rapport est un document de la plus haute importance et un témoigage incontestable des effets extrêmement heureux qu'a produits notre méthode de traitement dans une épidémie de fièvre évidemment typhoïde, d'un caractère grave, et sur un grand nombre de sujets à la même époque.

Si nous le représentons en ce moment, ce n'est que pour éclairer la religion des personnes qui dans le sein de la Société sont étrangères à la médecine, et de celles qui ne fréquentent point notre hôpital, et pour les mettre à même de se former le degré de confiance qu'elles peuvent avoir dans les résultats que nous leur offrons.

Quant à nos collègues qui honorent fréquemment de leur présence le service médical et chirurgical de l'Hôtel-Dieu, nous aimons à croire que ce rapport ne rappelle à la plupart d'entre eux que des faits qui leur sont connus, qu'ils ont été à même de voir et d'observer plusieurs fois.

Toutefois, pour ceux qui auraient une conviction différente, qu'il nous soit permis de les inviter à suivre le conseil si plein de sens, si utile aux progrès de la science, que Morton donnait dans le dernier siècle dans une circonstance analogue.

« *Si quis*, disait ce praticien célèbre de l'Angleterre,

« *in hâc re fidem nobis adhibere non dignetur, tentando*
« *experiatur nos falsi convincere, et nullus dubito eum*
« *propriis manibus oculatis fidem daturum esse.* »

Fort de cette conviction que notre méthode a reçu du
temps une épreuve solennelle, nous appuyant d'ailleurs
sur d'honorables adhésions, maintenant que nous croyons
pouvoir nous flatter d'avoir satisfait à toutes les exigences,
et d'avoir fourni toutes les preuves qu'on peut réclamer
de l'utilité d'une méthode de traitement, nous allons faire
connaître dans tous ses détails celle qui fait l'objet de ce
mémoire et qui a pour but une guérison des fièvres continues, des fièvres graves, plus prompte, plus efficace,
plus physiologique, plus amie de l'économie, n'occasion-
nant jamais de danger dans son application, et en préve-
nant beaucoup plus qu'aucune de celles qui sont en usage
et inspirent le plus de confiance.

Mais avant d'en faire l'exposition nous regardons comme
une chose convenable et propre à exciter votre intérêt
d'arrêter un instant vos regards et de vous présenter quelques considérations sur les traitemens les plus fréquemment employés de nos jours dans ces affections.

Avant la naissance et le développement de l'école physiologique, qui date de 1816, le traitement qui prédominait
en France dans les fièvres dites malignes, putrides, était
le traitement tonique. A peine se manifestait-il un peu
de faiblesse ou de délire, on recourait de suite aux médicamens les plus stimulans, les plus énergiques, dans l'intention très-plausible alors de prévenir de plus graves désordres dans l'économie, et de venir en aide à la nature
défaillainte.

Advint M. Broussais, esprit supérieur, génie créé pour
la réforme, et propre à s'élever aux plus vastes géné-
ralisations. Témoin journalier, dans les hôpitaux militaires
dont il avait la direction, des insuccès fréquens de ce traitement qu'il appliquait lui-même comme étant alors celui
qui comptait le plus de partisans, cet illustre contem-

porain, éclairé par de nombreuses ouvertures de cadavres, frappé de la constance de l'inflammation profonde qu'il retrouvait toujours dans les entrailles des victimes de ces maladies, reconnut bientôt qu'on s'était mépris sur le caractère et la cause de ces affections, et que le traitement qu'on avait adopté comme le meilleur était précisément celui qui leur convenait le moins ; il le frappa d'anathème du haut de cette chaire où il s'était déjà posé comme un dominateur de la science, et il lui substitua pour tous les cas une méthode entièrement opposée qui se composait des moyens qu'il croyait les plus propres à faire cesser cette horrible inflammation qui dévorait l'estomac et la presque totalité des intestins, et était ainsi dans tous les cas, suivant lui, la cause unique de la maladie.

Cette opinion nouvelle, professée avec un rare talent, jetée avec l'enthousiasme de la conviction dans l'esprit d'une jeunesse ardente, studieuse, amie de tout ce qui paraissait avoir le caractère du vrai et de l'utile, en conquit le plus grand nombre, et trouva des partisans nombreux dans les médecins de la capitale et des provinces.

Des hommes graves, sévères, d'un jugement droit, observateurs zélés et véridiques, frappés, étonnés du nombre des victimes que ne sauvait pas cette nouvelle méthode, en signalèrent à leur tour les dangers et les inconvéniens comme méthode exclusive, fixèrent les cas où elle pouvait et devait être mise en usage, indiquèrent avec soin ceux où elle devait être rejetée, proposèrent autant de modifications dans le traitement qu'il pouvait y avoir de formes diverses sous lesquelles se présentait la maladie ; prescrivirent les saignées et les antiphlogistiques pour combattre la forme inflammatoire, les émétiques et les purgatifs pour la forme bilieuse, les amers pour la forme muqueuse, les toniques pour la forme adynamique, forme de faiblesse, de prostration, et les antispasmodiques pour la forme ataxique, forme avec délire, coma, soubresaut des tendons.

Un praticien distingué d'un hôpital de Paris, plein d'admiration pour la doctrine de Stoll, qui, à la fin du dix-septième siècle, était un des premiers flambeaux de la médecine allemande, repoussant avec dédain la doctrine de l'école physiologique, qui n'admettait pour cause de ces maladies que l'inflammation, et celle des éclectiques qui en admettait autant qu'il y avait de formes et de nuances présentées par ces affections, fortement convaincu qu'il ne fallait et qu'on ne pouvait attribuer ces fièvres graves qu'à une surabondance extrême de bile jetée avec torrent dans le tube intestinal, remontant jusqu'à l'estomac, l'irritant et irritant en suite tous les systèmes de l'économie, professa et chercha à prouver par sa pratique que l'unique et la seule indication à remplir dans leur traitement devait être l'expulsion complète de cette humeur sécrétée avec trop d'abondance, et qu'il fallait poursuivre cette expulsion à l'aide des vomitifs et des purgatifs répétés journellement jusqu'à la guérison de la maladie.

Des succès assez multipliés obtenus depuis quelque temps par ce genre de traitement fixèrent l'attention des médecins, qui n'étaient satisfaits ni de celui de l'école physiologique ni de la médication des éclectiques, et maintenant cette méthode évacuante compte un certain nombre de partisans.

D'autres praticiens enfin, non moins distingués par leur savoir, non moins bons observateurs, non moins désireux d'arracher à cette terrible maladie le plus de victimes qu'ils pourraient, reconnaissant, après une longue expérimentation de tous les moyens préconisés, qu'ils n'avaient trouvé dans aucun les avantages qu'on leur attribuait, frappés de l'heureuse intervention de la nature dans les cas qui paraissaient les plus désespérés, croient qu'il est plus sage, plus prudent, plus conforme aux intérêts de l'humanité de renoncer à toute espèce d'essai nouveau, à tout traitement exclusif, et qu'en conséquence, et dans la douloureuse impuissance de leur ministère, il est de leur devoir de se tenir dans une médication purement expectante.

Telle est, Messieurs, l'histoire fidèle et sommaire des moyens que maintenant l'on oppose le plus habituellement aux fièvres continues, aux fièvres graves.

En calculant le nombre de ces moyens, dont nous n'avons rappelé qu'une partie, en pensant surtout à la différence extrême que présentent entre elles la plupart des méthodes les plus accréditées, on ne peut, nous le craignons, s'empêcher de se livrer à de graves réflexions.

Quelles que puissent être les vôtres, Messieurs, à ce sujet, qu'il nous soit permis de vous soumettre celles que notre vieille expérience nous suggère sur chacune de ces méthodes que nous venons de rappeler à votre attention.

Elles serviront pour ainsi dire d'avant-propos à la méthode qui nous est propre et dont nous allons vous entretenir.

Commençons par le traitement des purgatifs répétés.

Ce traitement, comme nous l'avons dit, repose sur cette conviction que les fièvres graves ont pour cause unique une sécrétion exagérée de bile dont la présence sur le tube intestinal suffit pour déterminer tous les désordres qui se manifestent dans le développement de ces maladies, et qu'il suffit, pour en obtenir la guérison, de délivrer le plus tôt possible le malade de cette humeur surabondante, et que cette délivrance s'obtient promptement et sûrement au moyen des vomitifs et des purgatifs répétés.

Avant d'attaquer cette conviction, avant de prouver qu'elle doit être repoussée dans le plus grand nombre des cas de fièvres graves, nous reconnaissons qu'il en est où elle semble être justifiée et par la présence de cette bile surabondante, et par le succès des purgatifs employés pour expulser; mais ces cas, nous ne craignons pas de le dire, sont pour ainsi dire exceptionnels. Il est de fait que sur cinquante cadavres appartenant à des individus qui ont succombé à une fièvre grave sans avoir été traités par les

purgatifs, à peine s'en trouve-t-il un sur lequel on trouve à
la nécropsie cette bile inondant l'intérieur de l'estomac et
des intestins, et pouvant être considérée comme cause de la
maladie et de la mort. Ce fait, nous l'attestons par trente ans
d'observations constantes; du reste, il est confirmé par tous
les praticiens qui se sont livrés à ce genre de recherches.

Si la surabondance de la bile ne peut être considérée que
comme un fait exceptionnel dans l'histoire des fièvres graves, le traitement qui est basé sur la présence de la bile
comme cause de ces maladies ne peut donc être qu'un
traitement exceptionnel, et ne peut, en bonne logique,
être adapté à cette grande majorité des cas où cette bile
n'existe pas.

Mais admettons un instant avec l'auteur de cette méthode que la sécrétion surabondante de la bile est la cause
unique des fièvres continues, doit-il s'ensuivre que les
meilleurs moyens à opposer à cette sécrétion exagérée soient,
dans tous les cas, les vomitifs et les purgatifs; en un mot,
qu'il suffise pour la faire cesser d'en expulser les produits.
Sans doute il faudrait bien admettre cette opinion si dans le
plus grand nombre des cas l'expulsion était suivie de la
cessation de sa reproduction, et nous l'admettrions nous-
même sans aucune réserve comme un fait incontestable
et un fait utile.

Mais ici encore l'expérience vient nous apprendre qu'il
n'en est pas ainsi, et que les victimes les plus nombreuses
de ces maladies se trouvent parmi les personnes qui pendant leur maladie ont évacué une plus grande quantité
de bile ou de fluides intestinaux. Preuve irréfragable
que l'expulsion continuelle de cette humeur n'en fait pas
cesser la reproduction.

D'après cet avertissement de l'expérience, n'est-ce pas
un devoir de combattre cette opinion et de la repousser
comme nuisible à l'humanité; et ce devoir n'est-il pas
justifié quand on envisage cette opinion sous le point de
vue physiologique? En y réfléchissant un peu, on ne tarde

pas à reconnaître qu'elle est en opposition formelle avec les notions les plus saines de la physiologie. En effet, ne répugne-t-il pas d'admettre et de poser en principe qu'il suffit d'expulser hors du corps une humeur quelconque surabondante pour en tarir la source. Sans entrer dans une longue controverse à ce sujet, n'est-il pas reconnu par tous les physiologistes, n'est-il pas admis comme axiome en clinique, qu'une humeur quelconque ne peut être surabondante dans l'économie que dans le cas où il s'en fait une sécrétion excessive, démesurée, hors des besoins de l'économie? N'est-il pas reconnu, n'est-il pas admis par l'immense majorité de ceux qui ont médité fructueusement sur les lois de la vie, que toute sécrétion ne se fait, ne se modifie, tant en quantité qu'en qualité, que sous l'influence du grand système qui préside à toutes les fonctions, les entretient, les pervertit et les anéantit; le système nerveux?

N'est-ce pas méconnaître étrangement les prérogatives de ce système, n'est-ce pas se montrer ignorant d'une des plus belles notions qu'on ait pu acquérir sur son influence dans tous les actes de la vie, que de croire et de publier qu'il est inutile de s'occuper de la cause qui a déterminé cette sécrétion surabondante et qui l'entretient, et qu'il suffit pour la faire cesser de pousser promptement au dehors le fluide qu'elle a fait naître?

Cette opinion, comme vous le voyez, a pu être admise dans les siècles qui nous ont précédés, mais elle est une sorte d'anomalie dans celui où nous sommes, et il serait superflu, pour la renverser de fond en comble et pour en prouver la fausseté et le danger comme méthode exclusive, de recourir à d'autres raisons qu'à celles que nous venons de présenter.

Nous ne nous arrêterons pas long-temps sur la méthode expectante, méthode qui, comme on sait, fait consister le talent du médecin dans l'art d'observer journellement le combat que se livrent à outrance la nature et la maladie, qui lui impose l'obligation de ne conseiller que des

3

moyens réputés in apables de troubler la nature , de jouir
de son triomphe quand elle est sortie victorieuse du combat,
et de gémir sur son impuissance quand elle a succombé sous
l'intensité du mal.

Suivant nous , Messieurs , et suivant mille autres , le
ministère du médecin ne doit pas être abaissé à ce degré
d'abnégation et d'inutilité. Les connaissances que nous avons
conquises nous donnent le droit de proclamer l'heureuse
influence de l'art dans un grand nombre de cas très-graves,
et pour en administrer la preuve il nous suffira de dire et de
rappeler à votre attention que les méthodes propres à l'école
physiologique et celles que nous ont données les éclectiques
comptent des succès trop multipliés pour qu'on n'y recon-
naisse pas l'utilité d'une activité raisonnée que nous oppo-
sons et que vous opposerez avec nous à l'indifférence , au
repos que prescrit une méthode tout-à-fait expectante.

La méthode antiphlogistique, enfant de l'école physiologique, substituée au traitement tonique dans les fièvres continues, a produit , il faut le reconnaître , une révolution
extrêmement heureuse. Il est à regretter que son fondateur
et ses partisans aient adopté comme axiome et aient fait une
loi rigoureuse de l'appliquer indistinctement à tous les cas
de fièvres continues, n'aient vu pour cause de ces maladies
que l'inflammation , et qu'une inflammation *toujours la
même , toujours identique*, ne différant que par son degré
d'intensité , *ayant toujours le même siége , et ne réclamant qu'une seule et même médication.*

Les auteurs de la méthode éclectique, qui se compose
d'autant de moyens qu'il y a de variétés de formes sous lesquelles se présentent les fièvres continues , en reconnaissant, en signalant les inconvéniens et le danger de la méthode antiphlogistique employée indistinctement, exclusi-
vement , ont rendu à la science un service non moins émi-
nent; toutefois, nous ne pouvons nous empêcher de produire ici les réflexions que nous a suggérées l'emploi de
cette méthode pendant un certain temps.

Les fièvres continues se manifestent, comme on sait, avec un appareil de symptômes qui n'est pas toujours le même.

Cette différence dans les symptômes a fait naître une thérapeutique en rapport avec chaque appareil de symptômes. On s'est cru obligé de recourir à des moyens tout-à-fait différens, suivant qu'on avait à combattre telle ou telle forme symptomatique. Ainsi, on a recours aux saignées, aux débilitans dans la forme inflammatoire ; aux vomitifs, aux purgatifs dans la forme bilieuse ; aux amers légers dans la forme muqueuse ; aux toniques énergiques dans la forme adynamique ; aux anti-spasmodiques combinés aux toniques dans la forme ataxique.

Ce traitement est appelé rationnel, parce qu'il fournit les moyens divers qui paraissent devoir satisfaire à toutes les indications.

Mais l'expérience vient-elle confirmer en tous points cette dénomination louangeuse de traitement rationnel ?

La forme inflammatoire est-elle en effet dans le plus grand nombre des cas heureusement combattue par des saignées répétées et abondantes ?

La forme bilieuse cède-t-elle aussi dans le plus grand nombre des cas aux vomitifs et aux purgatifs ?

La forme muqueuse trouve-t-elle le plus ordinairement dans les amers le secours qui lui est présenté ? Disons-le avec la franchise et l'indépendance que nous donnent l'âge et l'expérience : Non, il n'en est pas ainsi.

La forme adynamique se laisse-t-elle le plus souvent maîtriser par l'emploi des toniques les plus énergiques mis en contact avec la muqueuse gastro-intestinale ?

La forme ataxique a-t-elle cessé d'être moins meurtrière, parce qu'on l'a combattue avec les substances anti-spasmodiques réputées les plus actives ? Non, non.

Dans les trente années de notre pratique médicale, nous avons été à même de le constater trop fréquemment pour que notre conviction à ce sujet ne soit pas profonde et inébranlable.

Que de fois nous avons vu dans les fièvres graves les symptômes inflammatoires s'aggraver pendant l'emploi des saignées copieuses et répétées. Combien de fois aussi n'avons-nous pas vu dans la même maladie des symptômes bilieux se prolonger et s'exaspérer, tandis que nous cherchions, d'après l'autorité de nos maîtres, à les combattre par des vomitifs ou des purgatifs?

Combien peu efficaces dans la forme muqueuse se sont montrés les amers et les toniques doux.

Que de fois nous avons vu les symptômes adynamiques s'exaspérer, quand également, d'après la foi de nos autorités médicales les plus imposantes, nous avions recours, dès leur début, aux toniques les plus puissans.

Combien nous ont paru illusoires les avantages attribués aux anti-spasmodiques préconisés contre la forme ataxique.

Ces insuccès du traitement dit rationnel sont un fait malheureusement incontestable et assez fréquent. Nous croyons en avoir trouvé la cause dans l'appréciation vicieuse, suivant nous, que l'on fait quelquefois des différentes formes sous lesquelles se montrent les fièvres continues, et par suite dans une application erronée et inopportune des moyens thérapeutiques qu'on leur oppose habituellement.

En effet, en ce qui concerne la forme inflammatoire que présentent quelquefois les fièvres continues à leur début, quelle est la pensée qui vient la première à l'esprit? n'est-ce pas la certitude que cette forme inflammatoire est un état morbide de l'économie qui est toujours le même, reste toujours le même, a toujours le même caractère, et qui réclame dès-lors toujours une même médication? Mais cette pensée, qui est professée partout, adoptée partout à peu près, est, suivant nous, loin de devoir être considérée comme un axiome clinique. Nous la combattons de tous nos moyens, et nous devons la combattre dans l'intérêt de la thérapeutique; car une longue expérience nous a appris et démontré que la forme inflammatoire représente réellement deux états de l'économie bien distincts, et dont la distinction est capitale, car le succès des moyens qu'on lui oppose alors est tout-à-fait subordonné à la justesse de cette distinction. En effet, ne voit-on pas tous les jours telle phlegmasie céder promptement à des déplétions sanguines, à des topiques mucilagineux, et telle autre présentant à peu de chose près la même forme s'en aggraver de la manière la plus effrayante, résultat qui certes ne pourrait avoir lieu si dans les deux cas la maladie avait le même caractère? En quoi consiste donc ou peut-on croire que consiste la différence qui peut exister entre ces deux états représentés, comme nous venons de le dire, par des phénomènes à peu près semblables?

Suivant nous, et après une longue méditation sur un fait de clinique aussi grave que difficile à expliquer, nous sommes convaincu que les phlegmasies qui cèdent promptement aux saignées n'ont leur siége que dans les vaisseaux capillaires appartenant au tissu cellulaire des divers appareils, que cette phlegmasie des capillaires produit dans le tissu cellulaire une sécrétion qui *le plus ordinairement* se compose de fluides qui sont et demeurent inoffensifs à l'économie; que les phlegmasies dans lesquelles les saignées sont préjudiciables sont celles qui ont leur siége dans l'appareil sécréteur, quelque part qu'il existe, soit dans le système cutané, soit dans le muqueux, soit dans l'intérieur des parenchymes, et chez lesquelles l'altération de la sécrétion est la lésion principale et est portée à un certain degré d'intensité.

Dans les phlegmasies des capillaires, la lésion principale et unique est le trouble de la circulation dans la partie affectée, l'accumulation du sang dans cette partie, et les phénomènes qui en sont la suite ordinaire, tels que production de pus, etc; phénomènes que le phlegmon simple nous reproduit avec le plus de vérité, tant que l'inflammation reste concentrée sur les vaisseaux capillaires, et n'atteint pas l'appareil sécréteur, ou ne l'atteint que d'une manière légère.

Dans les phlegmasies de l'appareil sécréteur, il y a,

comme nous l'avons dit, altération de la sécrétion; cette altération s'accompagne, dans le début, de la forme inflammatoire appartenant à la phlegmasie des capillaires; mais par la suite, et en raison du degré d'altération qu'a subi la sécrétion, de nouvelles formes se présentent, qui dessinent un autre caractère et prouvent que le siége n'est plus le même; ces phénomènes sont, quand la maladie est à l'extérieur, la teinte de la couleur de la partie, qui ne reste plus la même qu'elle était au début, et quand elle est à l'intérieur, l'apparition de la faiblesse et les autres troubles de l'économie qui sont propres aux affections qu'on appelle malignes.

Cette nouvelle manière d'envisager et d'apprécier la forme inflammatoire nous semble beaucoup plus conforme à ce que nous révèle et nous enseigne l'observation journalière. Un des principaux avantages que nous en retirons dans notre pratique est de rendre notre thérapeutique des affections inflammatoires beaucoup plus fructueuse, surtout depuis que nous avons trouvé des signes certains à l'aide desquels nous pouvons distinguer une phlegmasie ordinaire d'une phlegmasie typhoïde, signes que nous allons bientôt faire connaître.

Les observations que nous venons de faire sur la forme inflammatoire peuvent très-bien s'appliquer à la forme, bilieuse que présentent quelquefois les fièvres; cette forme caractérisée par des vomissemens de bile, des nausées, du dégoût des substances animales et de toute espèce de nourriture, de bouche amère, de soif, qu'indique-t-elle aux yeux d'un homme qui a pu l'observer souvent? N'est-ce pas l'effet d'une irritation plus ou moins intense de l'organe sécréteur de la bile et de l'appareil folliculeux de l'estomac et des premiers intestins? Eh bien! cette irritation, qui dans un certain nombre de cas est victorieusement combattue par des vomitifs et des purgatifs (fait qu'on ne peut contester), qui dans d'autres l'est aussi avantageusement par des saignées locales, peut-elle être considérée dans les deux cas comme le résultat d'une seule et même affection , et ne différant point de cette autre irritation qui dans la fièvre typhoïde détermine quelquefois les mêmes phénomènes qu'on est convenu d'appeler bilieux, et que nous combattons avec succès, sans recourir aux évacuans ni aux saignées ?

Dans cette forme n'est-il pas une nouvelle appréciation des symptômes à faire pour éviter les dangers d'une thérapeutique erronée ? N'est-il pas une distinction capitale à établir entre ces trois états dont la forme est la même ? Appliquerez-vous sans danger les vomitifs et les purgatifs à ces vomissemens qui dans les fièvres doivent leur existence à une phlegmasie plus ou moins intense du foie , de l'estomac , et de la partie supérieure du canal intestinal, ou à cette modification spéciale de l'économie que nous ignorons et qui constitue le caractère typhoïde ?

Combattrez-vous par des saignées ces vomissemens , ce dégoût qui se sont développés sous une autre influence que celle de la phlegmasie ? Non , certes. Eh bien ! par ces considérations, on voit que le traitement dit rationnel , en ne proposant qu'une seule et même médication pour une même forme , ne satisfait pas à ces indications diverses, qui cependant sont des indications majeures.

Il n'y satisfait pas, parce qu'il n'établit pas ces distinctions , et parce qu'il ne donne pas les signes qui peuvent mettre le praticien à même de les établir avec justesse et certitude , omission que nous croyons pouvoir réparer , et que nous allons réparer.

Appliquons à la forme muqueuse ce que nous avons dit sur les formes inflammatoire et bilieuse.

Cette forme, qui se manifeste dès le début par un affaiblissement prononcé, la bouche pâteuse, le développement d'aphtes sur la muqueuse buccale et bucco-pharyngienne, une fièvre peu intense, un facies blanc et jaunâtre, peu de soif, et qui tend promptement à présenter le caractère adynamique ou ataxique, qu'indique-t-elle ? Suivant nous encore, cette forme ne peut être considérée que comme

un des effets nombreux que détermine l'irritation des follicules sous-muqueux appartenant à l'appareil gastro-intesti-
nal, bucco-pharyngien.

Cette irritation se montre-t-elle toujours de la même nature ? L'expérience journalière nous démontre le contraire.
En effet, n'est-il pas des cas où elle cède promptement à des
saignées locales, n'en est-il pas d'autres où ces saignées l'aggravent? tous les jours ces faits se reproduisent sous nos yeux.

On doit donc admettre deux caractères distincts propres
à ce genre d'irritation, et présenter pour chacun d'eux une
médication spéciale, au lieu de n'en proposer qu'une ; mais
à quel signe reconnaîtrez-vous le caractère qui réclamera la
saignée et celui qui la repoussera ? Ces signes ne sont point
indiqués dans le traitement dit rationnel ; nous les signale-
rons dans le nôtre.

La forme adynamique dans les pyrexies se montre également avec deux caractères bien distincts et bien importans
à connaître. Dans certains cas, cette forme est le résultat
d'une phlegmasie intense, latente ou manifeste, soit du
système pulmonaire, soit du système cérébral; dans d'autres,
elle est l'effet immédiat de l'empoisonnement qu'éprouve le
malade par suite de l'introduction dans la circulation des
produits de la sécrétion délétère qui, dans les pyrexies typhoïdes, a lieu dans l'appareil folliculeux intestinal pour
le plus grand nombre de cas.

On n'a pas attaché assez d'importance à cette distinction
que nous présentons ici, à ces deux causes capitales de
l'adynamie, et cependant tout le succès du traitement ou
du moins l'espoir fondé du succès est alors dans la justesse
du diagnostic. En effet, Messieurs, combattre par des
saignées l'adynamie résultant de l'empoisonnement que nous
venons de mentionner est une thérapeutique erronée et funeste ; prodiguer des toniques à l'individu dont l'adynamie
est l'effet d'une phlegmasie intense, c'est s'exposer à en
faire une victime en aggravant sa maladie.

Le traitement rationnel de la forme adynamique, véritablement rationnel, sera donc celui qui indiquera la médication la plus propre à chacune de ces adynamies dont nous venons de démontrer l'existence, et qui fera connaître les signes à l'aide desquels on pourra faire avec certitude cette importante distinction.

La forme ataxique, dont le nom indique un mélange incohérent de phénomènes les plus opposés, ne peut être envisagée dans les pyrexies comme étant dans tous les cas le résultat d'une seule et même affection organique.

Cette forme est bien évidemment le produit d'un trouble violent survenu dans les fonctions du système nerveux cérébral, cérébro - spinal. Mais ce trouble lui-même peut être l'effet de deux états bien distincts de l'économie. Dans certains cas, ce trouble peut dépendre primitivement d'une phlegmasie intense du système cérébral, cérébro-spinal, phlegmasie latente ou manifeste ; secondement d'une phlegmasie intense latente ou manifeste soit de l'appareil pulmonaire soit de tout autre appareil. Dans d'autres cas, il n'est que l'effet immédiat de cet empoisonnement que nous avons signalé dans la forme adynamique, empoisonnement produit également par l'absorption de ces sécrétions délétères qui constituent les affections fébriles très-graves, soit que la sécrétion délétère ait lieu dans l'appareil intestinal, soit qu'elle se produise dans tout autre appareil organique tel que le pulmonaire, le cutané, le salivaire, le biliaire.

Ce ne peut donc être par des anti-spasmodiques ou des substances diffusibles seules qu'on doive espérer de pouvoir combattre avec succès deux états aussi opposés entre eux et réclamant chacun une médication contraire. Le traitement le plus rationnel sera donc celui qui, après avoir indiqué les signes propres à faire reconnaître l'ataxie que nous appellerons phlegmasique, et l'ataxie que nous nommerons miasmatique ou typhoïde, présentera les meilleurs moyens pour les faire cesser l'une et l'autre.

D'après toutes les considérations que nous venons d'exposer, nous croyons avoir surabondamment prouvé que si le traitement dit rationnel n'a pas été couronné de succès plus nombreux, plus constans, on ne pouvait, on ne devait l'attribuer qu'à une appréciation fautive du caractère des symptômes que présentent les maladies fébriles, ainsi qu'à la recommandation d'une seule et même médication pour chaque forme de ces affections, tandis que chacune en réclamait plusieurs, et à l'insuffisance ou l'inefficacité de cette médication dans un grand nombre de cas.

Nous pensons que l'appréciation que nous venons de faire du caractère des symptômes des affections fébriles est plus clinique, plus physiologique, satisfait mieux aux besoins de la science, en précisant d'une manière plus fixe les indications à remplir dans ces maladies.

Pour compléter notre travail et remplir les engagemens que nous avons pris, il nous reste 1° à donner une séméiologie à l'aide de laquelle on puisse, dès le début d'une fièvre continue, reconnaître si elle est le résultat d'une phlegmasie franche, phlegmasie des capillaires sanguins, ou si elle appartient à cette classe d'affections qu'on est convenu aujourd'hui d'appeler typhoïdes, dans laquelle la phlegmasie a un caractère spécial, et dont le siége est, suivant nous, dans les sécréteurs avec altération de la sécrétion ; 2° à faire l'exposition de notre méthode de traitement.

On sait que les fièvres continues affectent dès le début et présentent dans tout leur cours tantôt un caractère de bénignité d'autres fois un caractère de gravité très-prononcé. On sait aussi que bien fréquemment, après avoir affecté dans le principe un caractère bénin, progressivement elles se convertissent, souvent d'une manière insidieuse et lente, d'autres fois d'une manière très-rapide, en affections extrêmement graves dont l'issue est jusqu'à ce jour reconnue pour être trop fréquemment funeste.

Jusqu'à présent on n'a signalé aucun signe positif propre à faire connaître si la fièvre qu'on a à combattre restera peu grave pendant tout son cours, ou si elle est destinée à devenir intense et dangereuse. Ordinairement on n'est averti de la gra-

vité de l'affection qu'au moment où se développent des symptômes graves et dangereux ; et au moment où cette gravité
se déclare, souvent et très-souvent l'art devient impuissant
contre un ennemi dont il n'a pu prévoir l'existence, et dont
il a peut-être augmenté la force par la nature des moyens
qu'il a employés en le combattant avant qu'il eût reconnu
son caractère. Il n'est pas un praticien accoutumé à méditer
sur les difficultés de la science et sur ses mystères trop nombreux, qui n'ait, nous le pensons, fait souvent cette réflexion, et qui ne regrette tous les jours que dans l'appareil
des symptômes qui sont propres aux fièvres continues, on
n'en ait pas encore reconnu et signalé quelques-uns qui dès
le début puissent faire présager d'une manière sûre et constante les cas où la maladie ne s'accompagnera pas dans son
développement de symptômes typhoïdes, et ceux où elle
en présentera.

Que les regrets des praticiens cessent désormais sur un
sujet d'une aussi haute importance.

Il existe des signes à l'aide desquels, dès le début d'une
pyrexie, on peut en présager le caractère futur. Ces signes
nous paraissent certains, puisque nous n'avons cessé de les
retrouver d'une manière constante et sur une grande échelle
depuis 1825 et jusqu'à ce jour (septembre 1837), chez nos
malades atteints d'affections fébriles continues ; nous nous
faisons un devoir et un bonheur de les faire connaître. En
payant ce tribut de notre vieille expérience, nous ne saurions trop inviter les praticiens qui tiennent à honneur les
progrès de la science à s'assurer si ces signes que nous indiquons aujourd'hui se reproduisent également dans les pyrexies des autres localités, et à faire connaître le résultat de
leurs observations à cet égard, afin que désormais on sache
si l'on doit continuer ou non à rester attaché, dans la première période des maladies fébriles, à cette généralité de
moyens banaux qu'on décore du nom de médecine symptomatique, médecine si peu satisfaisante pour les esprits
positifs, et qui jusqu'à ce jour n'a pu être justifiée que par

l'ignorance où nous avons été entretenus du vrai caractère des affections pyrétiques dans la première période.

Toutes les fois que dans les premiers jours d'une pyrexie continue, quelle que soit la forme sous laquelle elle se présente, il se produit sur les gencives interposées entre les molaires une exsudation blanche, de couleur nacrée, on peut être assuré que cette pyrexie, *dans le plus grand nombre des cas*, a une grande tendance à devenir grave, si elle n'est traitée convenablement. *Ce symptôme est constant, non-seulement dans les pyrexies, mais dans toutes les affections qui sont destinées à devenir graves et typhoïdes. Pour nous, il est pathognomonique et suffit pour former notre diagnostic.*

Ce symptôme est bien représenté dans le petit dessin que nous devons au talent de M. Charles Dumaige, un de nos excellens élèves de l'Hôtel-Dieu, et qu'il a fait sous nos yeux (1).

Si à ce symptôme se réunit la couleur indigo, teinte jus de mûre des piqûres des sangsues, et un commencement de prostration, l'affection, dès ce moment, a tout-à-fait le caractère typhoïde.

Quelque bénins que puissent paraître alors les symptômes que présente le malade, qu'il y ait encore peu de fièvre, peu de prostration, peu de désordre dans les fonctions, vous pouvez être certain que, *dans le plus grand nombre des cas*, vous aurez à combattre une affection qui deviendra redoutable, ou pour le moins grave.

Il est donc de la plus haute importance, quand vous avez à traiter dans son début une pyrexie continue, de vous assurer dès ce moment de l'état des gencives, et de reconnaître la teinte que présentent les piqûres des sangsues qu'on aura appliquées.

Pour s'assurer de l'état des gencives, il ne faut pas se contenter d'examiner celles qui appartiennent aux incisives et aux canines; c'est sur les gencives des petites molaires qu'il faut porter toute son attention.

(1) Voir la gravure jointe à l'ouvrage.

Si la surface des interstices qui séparent ces dents offre une pyramide nacrée dont la base repose sur le corps de la gencive qui revêt la branche de la mâchoire, la pyrexie n'est plus simplement inflammatoire, ou pour mieux dire son siége n'est plus seulement dans les capillaires sanguins, elle appartient dès-lors à la famille des affections typhoïdes ; c'està-dire qu'elle est produite par une lésion particulière de l'appareil sécréteur.

Si l'exsudation qui forme cette teinte nacrée s'efface avec le doigt, est très-mince, et occupe une petite surface, la maladie sera *peu grave quoique typhoïde*.

Si cette exsudation est épaisse, ne s'enlève point par le toucher, si elle affecte un grand nombre d'interstices dentaires, et une grande surface gingivale, si la teinte est grisâtre, vous pouvez dès-lors pronostiquer la gravité de la maladie.

Cette exsudation blanche, grisâtre dans le principe, que nous ne trouvons dans aucune séméiologie des pyrexies, et qui cependant est de la plus grande importance comme signe caractéristique, change d'apparence dans le summum d'acuité des fièvres graves ; elle prend alors une teinte brun foncé noirâtre, et forme ce que les anciens appellent fuligo et les modernes fuliginosités.

Dans certains cas l'exsudation nacrée ne se borne pas aux geneives, elle se propage sur une plus ou moins grande portion de la muqueuse buccale et pharyngienne ; elle forme alors un des symptômes les plus graves et les plus redoutables de l'affection typhoïde, symptômes que l'on retrouve dans l'angine appelée couenneuse, gangréneuse.

Quant à la teinte des piqûres des sangsues appliquées au début des fièvres continues, l'expérience nous a démontré, depuis plus de dix ans, que dans les cas où elle affecte une couleur bleu-indigo, une teinte de jus de mûres, on pouvait être assuré dans le plus grand nombre de ces cas du caractère typhoïde que prendra la pyrexie ; quand cette teinte indigo est peu prononcée, la maladie aura un carac-

tère moins grave. Quand elle est très-prononcée, et lorsque
le cercle qui entoure la piqûre est très-large, le caractère de
la maladie sera très-grave.

Voilà les deux signes dont l'absence ou la présence servent à
former notre diagnostic et notre pronostic dans les fièvres continues à leur début. Nous les présentons comme un moyen
presque infaillible de reconnaître dans ces affections celles qui
n'ont et n'auront dans leurs cours qu'un caractère bénin, de
celles qui ont de la tendance à offrir des phénomènes graves
et à les distinguer de celles qui n'en présenteront pas,
moyen bien précieux à une époque où il est si difficile d'établir entre elles une différence, et où cependant il serait si
important de l'établir d'une manière précise et constante.

Quand ces signes n'existent pas au début d'une fièvre continue, malgré tous les désordres qu'on observe alors dans les
fonctions de l'appareil cérébral, respiratoire ou digestifs
quelque degré qu'ils puissent présenter, quelque grave
qu'ils puissent être, quelque intenses que soient la prostration des forces ou leur exaltation et les autres symptômes
propres aux pyrexies, suivant nous, et d'après notre longue expérience, ces désordres ne peuvent être attribués
qu'à des inflammations plus ou moins intenses des organes
inflammatoires siégeant spécialement dans le système capil-
laire sanguin de ces divers appareils.

Ainsi maintenant plus d'incertitude, plus d'hésitation
dans le diagnostic du caractère d'une fièvre continue, quand
on est appelé à son début. Désormais, suivant nous, en
s'attachant aux signes que nous venons d'indiquer, on ne
pourra plus à cette époque de la maladie confondre les
pyrexies provenant d'une inflammation franche avec les
pyrexies résultant d'une phlegmasie typhoïde

Par inflammation franche nous déclarons ici et nous répétons que nous entendons toute phlegmasie qui n'intéresse
que l'appareil vasculaire et *dans le cours de laquelle il ne
se forme pas de produit ou de sécrétion hostile à l'économie ;* et par inflammation typhoïde, toute phlegmasie

qui intéresse spécialement l'appareil sécréteur, et *qui donne
naissance à une sécrétion ou à un produit plus ou moins
délétère et capable de déterminer des symptômes typhoïdes.*

Ainsi pour nous un phlegmon simple est une inflammation franche, et la pustule maligne une inflammation typhoïde. Le produit du phlegmon simple est toujours inof-
fensif à l'économie tant que le phlegmon reste simple, et celui
de la pustule maligne est toujours plus ou moins délétère, plus
ou moins ennemi de notre économie, *plus ou moins susceptible de causer des désordres typhoïdes ;* et pour nous,
partout où il aura pu se produire une matière hostile à cette
économie, partout nous regardons cette production comme
une cause suffisante et immédiate d'une affection typhoïde.

Cette appréciation de ces deux sortes de phlegmasies, for-
mulée comme nous venons de le faire, est un point de vue
tout-à-fait nouveau en clinique ; nous ne la retrouvons
nulle part que nous sachions. Elle nous semble de la plus
haute importance et propre à fixer l'attention des praticiens
qui ne craignent pas de méditer sur les difficultés de la
science ; car d'une part elle précise le caractère spécial de
deux classes de maladies bien distinctes par leur nature, et
qui cependant restent presque toujours confondues dans
la pratique, et dont la confusion entraîne souvent les résultats les plus funestes; de l'autre, elle donne au mot typhoïde
un sens positif à l'aide duquel on peut se rendre un compte
satisfaisant des phénomènes multipliés qui signalent les
diverses périodes des fièvres graves et surtout les dernières,
et une acception infiniment plus large que celle qu'on ac-
corde à cette expression, puisque nous ne la bornons point
à l'affection intestinale et que nous l'étendons aux fièvres,
rémittentes, à la fièvre puerpérale, aux fièvres éruptives et
à toutes les maladies dans lesquelles il aura pu se sécréter une
substance ennemie de notre économie de nature à produire
des phénomènes typhoïdes.

Telles sont, Messieurs, les modifications que notre expérience nous a mis à même d'introduire dans la séméiologie des

fièvres continues. Nous les présentons devant vous avec la confiance que donne une longue observation de la réalité de leur influence sur le résultat du traitement que réclament ces maladies.

Pour terminer notre travail, il nous reste à vous faire connaître les modifications que cette même expérience nous a fait adopter pour le traitement des fièvres continues.

Méthode de traitement.

Pour nous, toute fièvre continue est le résultat d'une phlegmasie; mais, comme nous l'avons dit, cette phlegmasie est franche ou typhoïde.

D'après cette manière d'envisager cette grande classe de maladies, quand il se présente à nous un sujet qui en est atteint, notre premier soin est de chercher à reconnaître le caractère de la phlegmasie qui a donné naissance à la fièvre continue et le siége qu'elle occupe.

Les signes que nous avons donnés et reconnus comme caractéristiques de ces deux sortes de phlegmasies rendent notre diagnostic facile quand la maladie est à son début.

Ainsi, lorsqu'un malade n'offre d'autres symptômes que le malaise, la courbature générale plus ou moins intense, une céphalalgie modérée, la chaleur et la sécheresse de la peau avec fréquence du pouls, s'il ne se plaint ni de soif ni *de douleur locale*, nous ne combattons cet état que par des boissons adoucissantes, le repos et la diète, attendu que cet état ne nous offre point un caractère typhoïde, et que le siége de la maladie est encore inconnu.

Si à ces symptômes se joignent la soif, une douleur ou une sensibilité prononcée à la région épigastrique, des nausées, des vomissemens, *si les gencives ne sont point nacrées*, le siége de la maladie nous est connu et nous considérons ces symptômes comme l'expression d'une phlegmasie franche constituant une gastrite, ou une gastro-entérite, et alors nous faisons appliquer à la région épigastrique quinze à vingt sangsues plus ou moins, suivant l'âge, la force de l'individu, et l'intensité des symptômes. Nous faisons couvrir le ventre de cataplasmes de farine de graine de lin, nous faisons donner des lavemens émolliens, nous mettons le malade à la diète absolue et aux boissons adoucissantes.

Si la fièvre s'accompagne d'une douleur assez vive sur quelques points de la poitrine, s'il y a de la toux, si les crachats se montrent sanguinolens, s'il y a gêne marquée dans la respiration, *si les gencives ne sont point nacrées*, nous ne voyons dans ces symptômes que l'existence d'une bronchite ou d'une plevro-pneumonie ordinaire sans caractère typhoïde, et alors nous faisons appliquer sur les points douloureux de la poitrine un nombre de sangsues proportionné à l'intensité de la douleur, nous avons recours aux saignées que l'on répète suivant l'exigence des cas, et cette exigence nous est révélée par la présence et l'épaisseur de la couenne qui recouvre le sang qu'on a extrait ; nous faisons couvrir la poitrine et le ventre de cataplasmes mucilagineux ; la diète est rigoureuse et absolue, les boissons sont béchiques, on leur adjoint des loochs adoucissans.

Si le malade se plaint d'une céphalalgie intense, permanente, avec fièvre continue, chaleur brûlante des tégumens du crâne, injection des conjonctives, sensibilité extrême à la lumière, agitation continuelle, *si les gencives ne présentent point d'exsudation blanche*, ces symptômes divers nous donnent lieu de craindre une phlegmasie intracrânienne, et dans ce cas nous faisons appliquer vingt à trente sangsues aux apophises mastoïdes et le long des jugulaires ; nous faisons couvrir la tête de linges imbibés d'eau de laitue très-froide qu'on renouvelle le plus souvent possible ; nous tenons les pieds enveloppées de cataplasmes très-chauds, nous donnons des lavemens laxatifs, la diète est très-rigoureuse, et les boissons légèrement acidulées et froides. Si les sangsues n'ont produit qu'un faible soulagement, nous recourons à l'ouverture de l'artère temporale, qui, dans des cas de phlegmasie franche des méninges, nous a été fréquemment d'un grand secours.

4

Si l'état morbide de la tête, de la poitrine et de l'abdomen diminue un peu après l'application des moyens que nous venons d'énumérer, si les plaies des sangsues offrent une teinte d'un rouge vif, si l'on n'observe pas encore sur les gencives latérales l'exsudation blanchâtre, nous faisons renouveler l'application des sangsues en plus ou moins grande quantité suivant l'exigence des cas; nous faisons répéter les saignées artérielles ou veineuses suivant le besoin; nous nous attachons enfin à un traitement antiplegmasique plus ou moins énergique, puisque l'amélioration des symptômes nous a démontré le caractère franchement inflammatoire de la maladie.

Avec ce traitement continué autant que le réclame l'état des fonctions, nous triomphons dans le plus grand nombre des cas des phlegmasies franches, quand elles persistent avec ce caractère, et surtout *quand elles ont été attaquées à leur début* par des moyens énergiques; toutefois nous devons reconnaître que celles qui ont leur siége sur les organes encéphaliques sont plus réfractaires que les autres. Mais si les applications des sangsues n'ont point procuré de soulagement, si les saignées ont été sans effet heureux, *si les plaies des piqûres des sangsues présentent une teinte indigo, ou violacée, si les gencives des molaires se montrent couvertes d'une pellicule blanchâtre,* pour peu qu'à ces deux derniers symptômes on remarque de prostration ou d'agitation insolite, de stupeur, de rêves fantastiques dans les courts momens de sommeil, de diarrhée, d'épistaxis, de surdité, alors nous avons la conviction que la phlegmasie a cessé d'être franche, qu'elle n'est plus bornée à l'appareil vasculaire, qu'elle s'est étendue à l'appareil sécréteur, et qu'elle est devenue typhoïde. Quelque fortes que soient encore les apparences de phlegmasie des viscères abdominaux, thoraciques ou encéphaliques, nous nous abstenons désormais des saignées ou de nouvelles applications de sangsues; nous recommandons avec instance qu'on s'en abstienne, instruit par des résultats déplorables que les déplétions sanguines,

loin d'être alors propres à faire cesser ces apparences phleg-
masiques, les aggravent et les rendent plus promptement et
plus fréquemment funestes; nous continuons encore les
boissons adoucissantes et la diète ; sans aucun autre délai
nous faisons appliquer sur le ventre et les lombes un large
épithème composé de la masse emplastique suivante :

Masse emplastique de ciguë } àà .... 1 once 1/2.
Diachylum gommé

Faites ramollir à un feu doux ou dans l'eau chaude, puis
incorporez avec soin les substances qui suivent.

Poudre de thériaque, c'est-à-dire seulement les substances pulvérulentes qui entrent dans sa composition :

Poudre de thériaque. . . . 1 once.
Camphre en poudre . . . . 2 gros 1/2.
Soufre en poudre . . . . 1/2 gros.

Faites du tout une masse emplastique rendue la plus ho-
mogène possible, recouvrez-en deux morceaux de toile ou
de peau assez larges pour couvrir les lombes et le ventre en
totalité.

L'épithème du ventre doit s'étendre depuis la région hy-
pogastrique jusqu'aux côtes asternales ; il sera taillé en
pointe pour couvrir la région épigastrique ; l'épithème des
lombes couvrira la totalité de la région lombaire et viendra
rejoindre celui du ventre.

On maintiendra le tout par un bandage de corps qui ne
soit point trop serré.

La masse qui constitue ces épithèmes est, comme on le
voit, composée de substances aromatiques et résineuses. Ces
substances résineuses et aromatiques paraissent être aux
affections typhoïdes ce que sont les substances mucilagi-
neuses aux affections franchement inflammatoires.

Il est de fait que les mucilages font cesser ou contribuent
puissamment à faire cesser le caractère inflammatoire ordinaire. C'est un fait non moins constant, dix années d'expérience
nous l'ont prouvé, que notre masse emplastique, appliquée

dès le principe d'une affection typhoïde , spécialement l'affection typhoïde intestinale , la fait cesser ou contribue puissamment à la faire cesser, quand elle n'est point compliquée
d'une autre affection.

L'anatomie et la physiologie viennent nous offrir une explication de ce fait, que nous croyons plausible, rationnelle
et satisfaisante.

Que résulte-t-il en effet , que peut-il résulter du contact
de notre masse emplastique sur la peau du ventre et des lombes. Il ne peut en résulter qu'une impression assez vive ressentie par les nerfs qui viennent s'épanouir à la surface de
ces régions. Cette impression ne reste pas concentrée sur
cette portion du système nerveux périphérique ; elle est né-
cessairement transmise au système nerveux ganglionnaire
abdominal avec lequel elle communique directement.

Or, il ne répugne pas à la raison éclairée par les lumières
de la physiologie d'admettre que le système nerveux ganglionnaire abdominal , impressionné à son tour, éprouvera
une modification dans sa manière d'être par suite de cette
impression qu'il aura ressentie.

Et comme l'affection intestinale , qui est la cause de presque toutes les fièvres continues , se compose d'un état morbide particulier à l'appareil folliculeux de l'intestin grêle ,
caractérisé par une altération spéciale et constante de son
tissu, altération que représente on ne peut plus fidèlement le
dessin colorié que nous joignons à notre mémoire , et que
nous devons à la complaisance et au talent de notre honorable collègue, M. le docteur Payen , altération consistant dans
un développement plus grand des nombreux follicules de
l'intestin grêle, dans une ulcération plus ou moins profonde
d'un certain nombre de ces follicules , dans l'engorgement des
ganglions lymphatiques du mésentère , engorgement résultant du passage au travers de ces petits organes d'un fluide
délétère sécrété par les follicules malades , fluide qui les ir-
rite, les rougit , les grossit et détermine leur décomposition.

Comme c'est pour nous , ainsi que pour un certain nombre

de médecins, aujourd'hui, un axiome incontestable en médecine, qu'il ne se produit aucun changement en bien ou un mal dans une fonction organique qui ne doive être attribué à l'influence de l'innervation propre à cette fonction.

Comme l'innervation est à chaque instant modifiée par les impressions que le système nerveux reçoit de toute espèce de contact, nous trouvons très-plausible, très-physiologique, d'admettre que si un agent quelconque, un gaz impondérable, une affection morale, ont pu modifier l'innervation au point de troubler ses fonctions, et par suite celles des organes auxquelles elle préside, un agent d'une autre nature peut avoir la propriété, par une impression nouvelle, de faire cesser d'abord l'état morbide de l'innervation produite par le premier agent, et après avoir ramené l'innervation à son état sain, rappeler à leur état normal les fonctions que son état morbide avait altérées.

Et comme enfin les fonctions de l'appareil folliculeux du tube intestinal sont tout entières sous l'influence suprême du système ganglionnaire abdominal, il est donc rationnel et logique d'en induire que c'est en faisant cesser l'état morbide de ce système nerveux abdominal qu'on a pu parvenir à obtenir la cessation de l'état morbide de l'appareil folliculeux intestinal; c'est-à-dire qu'on a obtenu réellement d'abord une sécrétion qui n'est plus hostile à l'économie, puis le retour des petites glandes à leur dimension et à leur coloration normales, et dans les cas où il y aurait eu ulcération de ces mêmes glandes, cessation de l'extension de cette ulcération, et enfin leur cicatrisation complète.

Telle est la manière dont nous nous expliquons le mode d'action de nos épithèmes.

Quoi qu'il en soit de la justesse de cette explication, l'action bienfaisante produite par ces épithèmes n'en reste pas moins un fait incontestable, un fait qui, depuis plus de dix ans, se reproduit dans notre pratique avec une uniformité qu'on peut appeler admirable.

En effet, si la cause de la maladie n'a pas encore produit,

au moment où on a été appelé à la traiter, une altération très-considérable dans l'économie, si *la maladie a bien le caractère typhoïde que nous avons désigné*, *s'il n'y a pas de complication inflammatoire*, presque toujours ces épithèmes, laissés quelques jours appliqués sur les régions abdominale et lombaire, suffisent pour déterminer dès le lendemain de leur application une diminution notable des symptômes, et peu de temps après leur cessation complète. Nous voyons les troubles cérébraux qui peuvent existar se calmer par degrés, mais avec promptitude ; les rêves sont moins pénibles, l'insomnie est moins prononcée, le malade a plus la conscience de son état ; il en est de même des désordres de la respiration, ceux mêmes qui s'étaient montrés avec tous les caractères d'une bronchite ou d'une pneumonie intense présentent aussi du jour au lendemain une diminution remarquable à laquelle on ne pouvait s'attendre, et une guérison d'une rapidité étonnante, bien qu'on n'eût plus employé de saignées, ou qu'on n'en eût pas employé du tout.

S'il y avait eu des vomissemens bilieux, dès le lendemain ils deviennent moins fréquens, et cessent tout-à-fait en quelques jours sans qu'on ait été obligé de recourir aux vomitifs ou aux purgatifs.

Mais si la cause de la maladie avait déjà produit, lorsqu'on a été appelé à la traiter, des altérations extrêmement graves soit des fonctions de l'appareil cérébral, soit de l'appareil respiratoire ou digestif, caractérisées par les phénomènes suivans :

Pour l'appareil cérébral, délire intense, côma, stupeur profonde, soubresauts des tendons, mouvement convulsif des yeux, carphologie.

Pour l'appareil respiratoire, respiration très-gênée, matité de quelques portions de la cage thoracique, crachats sanguinolens, brunâtres, noirâtres, expectoration pénible, râles divers.

Pour l'appareil digestif et muqueux, aphtes grisâtres,

noirâtres dans l'intérieur de la bouche , diarrhée fétide volontaire ou involontaire , rétention d'urine par suite de paralysie de la vessie , hémorrhagie anale , nasale , vomissemens , etc.

Pour l'appareil glanduleux , développement des parotides.

Pour l'appareil cutané , sudamina , pétéchies , teinte ter-
reuse, ulcération des trochanters et du coccix , phlegmons divers.

Dans ces cas d'altérations fonctionnelles extrêmement
graves l'action bienfaisante de nos épithèmes est encore très-
marquée. On voit chez un grand nombre de sujets leur application suivie d'une amélioration notable et prompte ; ce
sont ceux chez lesquels la maladie est restée concentrée *sur
l'appareil folliculeux intestinal* , et dont les autres viscères
n'ont point encore été atteints de phlegmasie ; ce sont aussi
les malades chez lesquels l'empoisonnement produit par l'absorption de la sécrétion intestinale n'a pas été porté à un trop
haut degré d'intensité.

Mais chez les sujets qui , concurremment avec l'affection
intestinale, présentent une inflammation intense soit de l'organe cérébral, soit de l'appareil pulmonaire ou de quelque
viscère autre que le tube intestinal grêle , complication beaucoup trop fréquente , et chez ceux dont l'empoisonnement
dont nous venons de parle r est porté à un degré délétère très-
prononcé , l'observation nous a démontré que nos épithèmes , quoique incapables alors d'aggraver la complication inflammatoire qui a pu avoir lieu, quoique très-propres à modifier en bien l'empoisonnement intestinal , devenaient
insuffisans pour remédier à ces désordres surajoutés à l'affection intestinale ou produits directs de cette affection , et alors
nous ne nous bornons plus à l'emploi de nos épithèmes ,
mais conjointement avec eux nous avons recours à d'autres
moyens qui puissent combattre d'une part ces inflammations diverses qui ont pu se développer, et de l'autre l'espèce
d'empoisonnement produit par la résorption intestinale ,

phénomènes qui dans ces circonstances constituent tout le danger de la maladie, et le déterminent soit isolément, soit simultanément.

Pour combattre fructueusement, ou le plus fructueusement possible, ces complications survenues dans le cours de l'affection intestinale, nous mettons tous nos soins à nous assurer si les divers désordres que nous avons signalés sont l'effet d'une phlegmasie actuellement existante dans quelques organes, ou si l'on ne doit les attribuer qu'à l'empoisonnement sécrétoire, car ces désordres ne peuvent être produits que par l'une ou l'autre de ces causes; telle est du moins notre profonde conviction. Ce diagnostic, comme on le voit, est donc de la plus haute importance, puisque à sa justesse se rattache la probabilité du succès de la thérapeutique à employer, thérapeutique qui doit être très-différente dans l'un ou l'autre cas. Autant ce diagnostic nous est facile lorsque nous assistons au début de la maladie, que nous en observons successivement toutes les phases, autant il est devenu difficile quand nous nous trouvons en présence de ces altérations fonctionnelles qui se sont produites avant que nous ayons pu en observer la formation et le développement.

En effet, quand un sujet ayant depuis quelques jours une fièvre continue se présente avec les symptômes qui décèlent une altération très-grave de l'appareil cérébral, on peut craindre que cette altération ne soit l'effet d'une encéphalite ou méningite cérébrale, primitive, sans affection intestinale, ou d'une encéphalite ou méningite développée comme complication dans le cours de l'affection intestinale, ou enfin le résultat de l'influence sur le cerveau du fluide délétère, sécrété par l'intestin dans l'affection typhoïde, introduit dans la circulation, viciant alors profondément le sang, le rendant impropre à la conservation de l'état normal de l'innervation, et déterminant immédiatement tous les troubles, tous les désordres que présente l'appareil nerveux dans les fièvres graves.

Diagnostiquer alors d'une manière précise quel est celui de
ces états qui est à combattre, est, il faut l'avouer, d'une difficulté immense, quand on n'a pas assisté à la naissance de la
maladie, et qu'on n'a pu suivre le développement des lésions.
Ce ne peut être qu'à l'aide de renseignemens exacts et nombreux sur les symptômes qui se sont successivement manifestés qu'on peut espérer de se former un diagnostic précis et
juste.

Toutefois nous croyons avoir approché de la vérité quand
nous avons acquis la certitude qu'au début de la maladie il
n'existait point de signes indicateurs de lésions cérébrales,
que ces lésions ne se sont manifestées qu'à la fin du premier
septenaire ou dans le cours du second ou troisième, qu'elles
avaient été précédées de symptômes caractéristiques de l'affection typhoïde intestinale, tels que prostration, épistaxis
fréquentes, stupeur, diarrhée, ouïe dure, alors nous croyons
être sûr que ces désordres de l'appareil cérébral ne sont
point l'effet d'une encéphalite ou méningite primitives, et
si actuellement les tégumens du crâne ne nous offrent point
un calorique exhubérant, si les pupilles ne présentent point
d'altération, nous avons de grandes probabilités qu'il n'y a
pas d'encéphalite secondaire à l'affection intestinale, mais
qu'il faut attribuer ces désordres cérébraux, dans le plus
grand nombre des cas, à cet empoisonnement qu'a produit
la sécrétion intestinale introduite dans la circulation, et alors,
au lieu d'avoir recours contre ces altérations extrêmes de
l'appareil cérébral, soit aux anti-spasmodiques ordinaires,
soit aux saignées répétées, soit enfin aux vomitifs et aux purgatifs, comme le font journellement des praticiens recom-
mandables, d'une part nous faisons couvrir le ventre et les
lombes de nos épithèmes, non pour éliminer hors du corps
le poison, mais dans l'intention de modifier et de faire cesser
la sécrétion intestinale, source de ce poison, principale indication à remplir dans ces cas, indication suivant nous plus
physiologique, plus rationnelle, offrant d'après notre expérience plus d'efficacité pour tarir la source de cette sécrétion

que celle qui prescrit alors les vomitifs, les purgatifs et les
saignées abondantes ; de l'autre part, pour obtenir la neutra-
lisation de l'empoisonnement produit par cette sécrétion ré-
sorbée et en faire cesser les effets, nous faisons frictionner les
jambes, les cuisses, la région du cœur avec notre liniment
antityphique préparé de la manière suivante :

Huile de camomille, deux parties, 1 once ;

Teinture éthérée de kina jaune, une partie, 1/2 once.

A chaque friction on emploie environ une cuillerée à bouche de ce liniment ; on les répète trois ou quatre fois le jour
suivant l'intensité des symptômes.

La teinture éthérée de kina jaune est le neutralisant le plus
énergique et le plus efficace qu'on puisse employer dans les
cas de résorption de substances délétères sécrétées dans l'é-
conomie, et spécialement dans le tube intestinal. Nous
croyons avoir fait une chose très-utile en l'introduisant dans
la thérapeutique des fièvres graves et des maladies analogues.
Nous augmentons ou nous diminuons la dose de cette teinture suivant la gravité des cas et suivant l'âge des malades.

Concurremment avec ces moyens, dans la crainte que les
désordres cérébraux ne soient en même temps l'effet de l'empoisonnement et d'une phlegmasie des méninges survenue
dans le cours de l'affection intestinale, crainte qui nous paraît fondée dès-lors que nous trouvons les tégumens du crâne
offrant un calorique plus intense que les autres parties du
corps, et les pupilles altérées, nous faisons tenir sur la tête,
si la saison le permet, des feuilles très-froides soit de vignes,
soit d'oseille ou de laitue qu'on renouvelle très-souvent, et
si elle ne le permet pas, des compresses imbibées d'eau de
laitue très-froide et renouvelées aussitôt qu'elles se sont
échauffées.

Le renouvellement de ces corps froids doit être proportionné à l'intensité du calorique que présentent les tégumens du crâne, le front et les tempes.

Pendant l'application de ces réfrigérans sur la tête, nous
faisons couvrir les pieds et entourer les malléoles de cata-

plasmes très-chauds faits avec la farine de graine de lin, que
l'on renouvelle souvent pour les maintenir à une tempéra-
ture très-élevée. Nous avons également le plus grand soin
que la tête du malade soit le plus élevée possible.

A l'intérieur, nous donnons l'eau d'orge avec une quantité
plus ou moins grande de vin d'Alicante ou autre vin d'Espagne, mais toujours dans une proportion inverse de la pré-
somption que nous pouvons avoir d'une phlegmasie cérébrale.

Si la phlegmasie cérébrale est venue s'ajouter avec une
certaine intensité à l'empoisonnement, la complication est
des plus graves; on n'observe qu'une très-faible diminution
des symptômes, et même on n'en observe pas du tout; alors
les réfrigérans de la tête sont insuffisans; nous les continuons
cependant, mais nous avons recours simultanément aux
sangsues appliquées aux jugulaires, aux vésicatoires aux
jambes, aux lavemens laxatifs et purgatifs, s'il n'y a pas
diarrhée, et enfin à l'ouverture de la temporale.

Si la phlegmasie encéphalique est légère, les réfrigérans
continués suffisent; mais si nous sommes convaincu qu'il y
a absence complète de phlegmasie des méninges, et que ces
désordres cérébraux ne doivent être attribués qu'à l'empoi·
sonnement; alors, indépendamment de nos épithèmes appliqués sur le ventre et les lombes, et des frictions faites
cinq à six fois le jour avec notre liniment antityphique, nous
portons la teinture éthérée de kina dans le gros intestin, à la
dose de trente gouttes pour les adultes, et huit ou dix pour
les individus moins âgés, mêlée à une once d'huile de camomille, et à un verre d'eau de tilleul froide, nous faisons
répéter ce lavement deux à trois fois le jour suivant l'intensité des symptômes, nous persistons dans l'emploi des vins
d'Espagne, dont nous augmentons la dose d'après le degré de
la maladie. Quelque faible que soit alors le malade, nous
interdisons toute espèce de bouillons gras, bien convaincu
des effets nuisibles qui en résulteraient alors, conviction
que je voudrais voir partagée par un plus grand nombre
de praticiens.

Par cette médication appliquée avec intelligence et discernement à ces divers cas, nous avons vu les altérations les plus graves du système cérébral propres aux fièvres continues se calmer progressivement chez un grand nombre de sujets, quand on ne les avait pas épuisés par des saignées inopportunes, ou irrité leur estomac et leurs intestins par des vomitifs ou des purgatifs, ou des toniques donnés sans mesure dans la première période, et surtout quand nous avions pu nous-même diagnostiquer d'une manière précise et juste la lésion organique qui les avait déterminées.

Si, au lieu de désordres graves de l'appareil cérébral, le malade atteint d'une fièvre continue depuis quelques jours nous présente une altération profonde de l'appareil respiratoire au moment où nous lui donnons nos soins, une tâche non moins importante nous est imposée.

Avant d'appliquer alors aucune médication, nous avons à reconnaître si cette altération est le résultat d'une phlegmasie de l'appareil pulmonaire, si cette phlegmasie est primitive ou secondaire à l'affection intestinale. Si elle conserve un caractère franchement inflammatoire, c'est-à-dire sans sécrétion délétère, comme nous l'avons déjà dit, ou si elle a le caractère typhoïde, c'est-à-dire avec sécrétion délétère, et enfin si elle n'est que sympathique de la maladie intestinale, c'est-à-dire produite alors par un simple trouble fonctionnel de l'appareil pulmonaire sans aucune phlegmasie; cette attention est d'autant plus importante et même indispensable que la justesse de notre appréciation contribuera puissamment alors par un choix spécial de médication à nous faire triompher d'un état aussi grave et si souvent funeste, ainsi que nous l'attestent ces épidémies si meurtrières de pleurésie et de péripneumonie maligne, qui apparaissent trop fréquemment. Mais nous ne pouvons le dissimuler, cette appréciation qu'on est obligé de faire sur des malades dont on n'a pu observer le développement des symptômes dès le début de leur affection, présente des difficultés non moins grandes que l'appréciation des désordres de l'appareil cérébral dont nous venons de parler.

Toutefois nous pouvons être autorisé à considérer ces désordres graves de la respiration comme le résultat d'une phlegmasie de l'appareil pulmonaire, quand, d'après les renseignemens qu'on nous aura fournis, nous pouvons être convaincu que ces désordres se sont manifestés les premiers, c'est-à-dire *avant tout autre*, qu'ils se sont développés presque subitement, et se sont accrus avec rapidité, et avec une fièvre intense, sans courbature générale, sans prostration préliminaire.

Nous croyons que cette phlegmasie pulmonaire est primitive quand on nous assure qu'au début et depuis le développement de la maladie il ne s'est montré ni épistaxis ni rêvasseries, ni prostration ou stupeur, ni diarrhée.

Nous croyons que cette phlegmasie est restée franche, c'est-à-dire sans sécrétion délétère de l'appareil folliculeux bronchique, quand nous trouvons quelques points mats dans le thorax, quand il n'y a pas encore eu de rêvasseries, de délire pénible, de prostration ou stupeur, d'épistaxis, de *sudamina*, ou taches pétéchiales à la peau, quand il y a des râles crépitans, sous crépitans.

Nous affirmons que cette phlegmasie est devenue typhoïde, c'est-à-dire qu'elle est accompagnée d'une sécrétion délétère de l'appareil folliculeux. Bronchique, quand nous ne trouvons aucun point mat dans le thorax, ou quand, si nous en trouvons, il s'est développé des symptômes de *prostration, de stupeur, quand il a paru des épistaxis, des sudamina, des taches pétéchiales à la peau,* quand il y a rougeur et ulcération commençant au *sacrum,* aux trochanters.

Nous affirmons également que ces désordres respiratoires ne sont que sympathiques de l'affection intestinale (adenoileite), sans caractère phlegmasique de l'appareil pulmonaire, quand nous sommes certain que la maladie a débuté par une courbature générale, de l'insomnie, du dégoût, quand les symptômes péripneumoniques ont été accompagnés d'une fièvre peu intense, de prostration croissante, de rêvasseries, d'épistaxis, de peu de soif, de diarrhée, et autres signes typhoïdes.

Une fois notre diagnostic arrêté, nous combattons la phlegmasie primitive, franche, c'est-à-dire sans sécrétion délétère, par le traitement antiphlogistique le plus énergique, saignées répétées, sangsues répétées, ventouses multipliées, topiques émolliens et chauds sur l'abdomen et la poitrine, diète la plus sévère, boissons béchiques très-douces, loochs blancs.

Nous cherchons à faire cesser le caractère typhoïde de cette phlegmasie, c'est-à-dire avec sécrétion délétère, en nous abstenant des saignées, des sangsues, en faisant appliquer des vésicatoires aux jambes et aux bras, en couvrant le ventre et les lombes de nos épithèmes, en faisant prendre les boissons béchiques mêlées aux vins d'Alicante ou de Malaga, d'abord en petite quantité, puis en quantité proportionnelle au caractère typhoïde; en faisant frictionner les cuisses deux à trois fois le jour avec notre liniment antityphique dans le cas où il y a adynamie prononcée; en appliquant des ventouses sur les régions du thorax où il s'est établi une douleur permanente, en appliquant notre épithème sur la région dorsale.

Quand les désordres pulmonaires ne sont que symptômatiques de l'affection intestinale, malgré l'expectoration sanguinolente, la difficulté de la respiration et toutes les apparences d'une plevro-pneumonie, nous nous abstenons de saignées générales et de sangsues, de suite nous faisons couvrir le ventre et les lombes de notre épithème, afin de combattre immédiatement la cause de la maladie, et d'empêcher le développement d'une vraie plevro-pneumonie; nous prescrivons des boissons adoucissantes, béchiques, nous faisons appliquer des vésicatoires sur les bras, les jambes. Si l'adynamie existe à un degré un peu intense, nous ajoutons le vin d'Espagne aux boissons adoucissantes, et nous l'ajoutons en quantité proportionnelle au degré de cette adynamie, nous avons en même temps recours à nos frictions antityphiques.

En appliquant rationnellement ces médications diverses, nous avons été assez heureux pour voir chez un grand nombre de sujets les symptômes les plus graves, les plus effrayans perdre progressivement et successivement de leur intensité, et la convalescence s'établir dans un espace de temps toujours un peu long, mais bien moins que chez les sujets traités avec une autre méthode.

Si, au lieu de désordres graves de l'appareil cérébral ou pulmonaire, le malade atteint de fièvre continue nous offre, au moment où nous allons lui donner des soins, des symptômes qui prouvent que l'appareil organique abdominal est profondément affecté, tels que nausées, vomissemens, hoquet, douleurs lombaires, dégoût prononcé, soif, diarrhée mêlée à une plus ou moins grande quantité de sang, tympanite, intumescence de la vessie par rétention d'urine, langue rouge, noirâtre, sèche, brunâtre, jaunâtre, aphtes grisâtres, noirâtres dans l'intérieur de la bouche, urine foncée, noirâtre, mêlée à une plus ou moins grande quantité de sang, odeur de souris, sueurs fétides, carphologie, soubresaut des tendons, hémorragie vaginale, anale; ici, comme dans les cas précédens, nous avons à faire une appréciation rigoureuse du caractère de ces symptômes divers. Nous avons à rechercher et à reconnaître s'ils sont l'effet d'une phlegmasie franche de l'estomac, du tube intestinal, du foie, du diaphragme, des reins, de la vessie, de l'utérus, du rectum, ou si nous devons les attribuer au développement d'une phlegmasie typhoïde ayant son siége sur l'un ou l'autre de ces organes ci-dessus désignés, car l'observation nous a appris que ces désordres fonctionnels peuvent dépendre de l'une ou de l'autre de ces deux phlegmasies. Cette appréciation est d'autant plus importante que chacune d'elles doit être combattue par des moyens tout opposés si on veut en triompher.

Si nous consultons notre expérience, nous croyons être

en droit de dire que les désordres que présentent dans ces cas les fonctions de l'estomac, du foie, du tube intestinal, des reins, de la vessie, de l'utérus doivent être considérés comme l'expression d'une phlegmasie franche de ces organes, c'est-à-dire sans sécrétion délétère, comme nous ne cesserons de le redire, quand ils ne s'accompagnent ni de stupeur, ni de délire, ni de sudamina, ni de pétéchies ; quand ils n'ont point été précédés de courbature générale profonde, de rêvasseries ni d'épistaxis, quand la langue n'est ni brune ni noirâtre, quand les dents ne sont pas noircies par le fuligo, quand les gencives ne sont point nacrées, quand dans la bouche il n'y a point d'aphtes grisâtres ou noirâtres avec haleine fétide, quand il y a soif plus ou moins vive et fièvre assez intense sans redoublement, quand il n'y a ni méningite, ni encéphalite, quand les parois abdominales ne présentent pas une chaleur âcre, insolite, surtout à la région iléo-cœcale ; alors, d'après ce diagnostic, nous combattons la maladie actuelle par la médication anti-phlegmasique la plus énergique, toutefois proportionnée à l'intensité de la phlegmasie et aux forces de l'individu, médication consistant en saignées plus spécialement locales, en topiques mucilagineux et chauds, en bains, demi-bains, en boissons légèrement acidulées et adoucissantes, telles qu'eau d'orge, eau panée, eau de chiendent, etc., en diète absolue, en lavemens adoucissans.

Ces mêmes désordres sont pour nous l'expression positive d'une phlegmasie à caractère typhoïde, phlegmasie développée soit dans le foie avec sécrétion délétère de la bile, soit dans l'estomac avec sécrétion délétère de son appareil folliculeux, soit dans le tube intestinal grêle avec sécrétion délétère de l'appareil mucipare de Brunner et Peyer, soit dans l'utérus chez les femmes nouvellement accouchées, avec sécrétion délétère de l'appareil folliculeux qui lui est propre, quand nous les trouvons accompagnés de quelques-uns des symptômes suivans : prostration, stupeur, délire, sudamina, pétéchies, sueurs fétides, odeur de souris, diarrhée volontaire ou involontaire, avec ou sans mélange de sang, urines noirâtres, intumescence de la vessie par suite de rétention d'urine, évacuation urinaire par régurgitation, tympanite, hoquet, langue brunâtre, noirâtre, sèche, gencives nacrées ou dents couvertes et noircies par le fuligo, aphtes grisâtres, noirâtres dans l'intérieur de la bouche, hémorragie anale, vaginale, nazale, yeux ternes, pouls petit, carphologie, soubresaut des tendons, surdité, ulcération des tégumens dans les régions des trochanters et du sacrum, caractères constituant tous ce qu'on appelle adynamie, ou ataxie.

Alors, nonobstant les apparences de caractère franchement inflammatoire que puissent présenter nos malades chez lesquels nous trouvons réunis plusieurs de ces derniers symptômes, nous avons recours à notre médication antityphique, parce qu'alors nous sommes convaincu que nous avons à combattre, non une phlegmasie ordinaire, soit gastrite, soit gastro-entérite, hépatite, métrite, etc., mais bien une phlegmasie typhoïde, ou, pour mieux dire, un empoisonnement produit par la sécrétion délétère qu'a déterminée cette phlegmasie, sécrétion qui a été absorbée et dont l'absorption met la vie du malade dans le plus grand danger.

Aussi, pour faire cesser ou diminuer ce danger, nous couvrons alors le ventre et les lombes de notre épithème, et, suivant le degré d'intensité de la prostration ou de l'ataxie, nous donnons l'eau d'orge ou de chiendent mêlée aux vins d'Espagne, Alicante ou Malaga, par moitié ou au tiers. Nous donnons ce vin pur dans le cas d'adynamie profonde. Nous avons recours à nos frictions et à nos lavemens antityphiques que nous répétons et dosons d'après l'intensité des désordres. Si la diarrhée est très-forte, nous faisons ajouter de l'amidon et du ratanhia aux lavemens antityphiques. Dans le cas de paralysie de la vessie et de retention d'urine, caractérisée par l'intumescence de la région suspubienne, et un écoulement continuel de l'urine par gouttes, nous établissons une sonde en permanence dans la vessie; cette complication se présente très-fréquemment

5

dans le second septenaire des fièvres graves ; on ne saurait
trop avoir ce fait présent à la mémoire dans le traitement
de ces maladies, et nous en faisons la remarque ici, parce
que d'une part, souvent et trop souvent, on n'en est point
averti par les infirmiers ou les gardes malades, qui, voyant
les malades mouillés, ne pensent point qu'il y a paralysie de
la vessie et rétention d'urine, et de l'autre, parce que nous
avons vu la mort en résulter quand on n'y a pas fait attention et qu'on ne l'a pas reconnu. Aussi dans nos visites journa-
lières, nous n'oublions jamais d'explorer la région de la vessie.

Chez un grand nombre d'individus atteints de fièvre grave,
on voit dans le cours du second septenaire, ou à la fin du
premier, la muqueuse buccale, bucco-pharyngienne se
couvrir d'aphtes. La déglutition devient difficile et souvent
impossible, et il en résulte un état semblable à celui que
présentent certaines angines dites gangréneuses.

Dans ce cas, nous attachons la plus grande importance à
faire cesser cette affection qui, en raison de son siége, peut
être considérée comme une complication extrêmement
grave, et souvent devient, comme l'a observé M. Louis dans
son excellent ouvrage et comme nous l'avons observé nous-
même dans les premières années de notre pratique, une
cause de mort qu'on ne peut attribuer qu'au caractère délétère de la sécrétion qui a lieu dans la partie sur laquelle
siégent ces aphtes.

Pour arriver à ce but, dans la conviction où nous sommes que cette affection n'est que secondaire, qu'elle ne doit
son origine qu'à la maladie intestinale, nous commençons
par le moyen qui nous réussit le mieux pour combattre
cette dernière, nous couvrons le ventre et les lombes de
notre épithème, puis et en même temps nous attaquons
l'affection secondaire, c'est-à-dire les aphtes de la bouche,
par un autre moyen qui nous est également propre, et dont
l'efficacité dans ce genre de maladie ne s'est jamais démentie
depuis 1826, que nous l'avons introduit dans la thérapeutique. Nous voulons parler du pyrothonide concret, sub-

stance que nous retirons de la combustion du linge ou du papier, qui offre un arome agréable et est un des meilleurs modificateurs de l'appareil folliculeux sous-muqueux, et un des plus puissans antiphlegmasiques du système muqueux.

Quand les aphtes sont grisâtres, avec fétidité de l'haleine, nous employons le pyrothonide pur, nous en chargeons un pinceau de charpie, et nous le promenons sur toute la surface aphteuse, cinq à six fois le jour.

Quand les aphtes sont blancs et l'haleine peu forte, nous délayons le pyrothonide dans l'eau d'orge, nous y ajoutons un peu de miel, et nous en faisons un collutoire avec lequel nous touchons fréquemment tous les points aphteux. La proportion du pyrothonide est de deux grains par once de liquide, on en augmente la quantité dans les cas plus graves. Nous préférons le pyrothonide à l'alun et au nitrate d'argent en raison de l'efficacité bien positive du pyrothonide dans le plus grand nombre des cas, et de son innocuité quand on l'avale, tandis qu'il n'en est pas de même de l'alun et surtout du nitrate d'argent.

En peu de jours, après l'emploi du pyrothonide, les aphtes changent de teinte ; de gris ils deviennent blancs, puis disparaissent, et ne se reproduisent plus.

La déglutition et l'haleine éprouvent en même temps une heureuse modification. Nous ne saurions trop engager les praticiens à mettre en usage ce nouveau médicament, d'un emploi si facile, et d'une efficacité aussi grande dans un grand nombre de phlegmasies des muqueuses.

Pendant l'usage de ce collutoire, il est important de ne négliger aucun des moyens propres à faire cesser l'affection intestinale, qui reste toujours la maladie capitale. Aussi continuons-nous nos frictions et nos lavemens antityphiques, l'eau d'orge alicantée, la limonade citrique et autres boissons analogues.

Avec cette méthode de traitement appliquée avec discernement, nous voyons les altérations de fonctions si graves, si effrayantes que nous venons de signaler comme ayant

leur siége dans l'appareil digestif et se manifestant dans les
derniers jours du premier septenaire, prendre progressivement et offrir un caractère moins intense ; nous les voyons
cesser assez promptement chez presque tous les sujets à qui
nous avons pu l'appliquer dès le commencement de leur
manifestation ; nos résultats sont un peu moins heureux chez
les individus sur lesquels nous n'avons pu en faire usage
que quand ces altérations s'étaient développées depuis quelque temps, toutefois encore nous ne pouvons nous empêcher de reconnaître qu'ils sont encore supérieurs à ceux que
nous présentent dans ces cas les autres méthodes, et on ne
pourra s'empêcher de remarquer que nous n'avons tour-
menté ni affaibli nos malades par des saignées, des purgatifs
ou des vomitifs, et que nous ne les avons jamais surexcités
par des toniques trop énergiques.

La tuméfaction des parotides est un autre phénomène qui
se présente assez fréquemment dans le second septenaire de
l'affection typhoïde intestinale, mais beaucoup moins que
les affections aphteuses buccales.

Dans les dix années qui viennent de s'écouler, nous ne
l'avons observée que six fois, et toujours à la fin du second
septenaire. Nous devons faire observer que nous n'avons
vu se développer de parotide chez aucun des malades que
nous avons traités dès le principe ; nous n'en excepterons
que le jeune Michel, à la barrière Saint-Marc, en 1836. Sur
ces six cas, nous trouvons quatre malades qui ont survécu à la
maladie, et deux morts parmi lesquels se trouve ce jeune Michel. Ainsi nous sommes loin d'avoir contre ce phénomène
des moyens aussi efficaces que ceux à l'aide desquels nous
faisons cesser les aphtes ; toutefois voici ceux auxquels
nous avons recours.

Quand le gonflement de la parotide a lieu chez un sujet
jeune qui n'est pas trop affaibli, quand ce gonflement s'accompagne d'une fièvre assez vive, que le facies est encore
bon, comme ce phénomène se manifeste le plus souvent
chez des individus qui paraissent atteints d'encéphalite, alors

nous faisons appliquer 15 à 20 sangsues sur les parties
qui avoisinent la glande, puis nous les recouvrons d'un to-
pique émollient un peu chaud, tandis que nous faisons tenir sur le crâne des corps très-froids qu'on maintient le
plus froid possible; nous appliquons des vésicatoires aux
jambes et aux cuisses à ceux qui n'en ont point encore,
nous faisons renouveler cette application de sangsues le lendemain, s'il n'y a pas eu aggravation des symptômes pyrétiques. Les boissons sont froides et acidulées, la diète on ne
peut plus sévère. On continue les évacuations sanguines locales tant qu'on observe après elles un peu d'amélioration.
A l'aide de ce traitement nous avons obtenu quelques succès; nous nous exprimons ainsi, parce que nous voulons
être vrai, et que nous reconnaissons l'inefficacité de la thérapeutique dans ce genre de complication.

Dans les cas où l'application des sangsues est suivie d'aggravation des symptômes, et dans ceux où la parotide apparaît
et se tuméfie chez des malades profondément adynamisés,
ayant un facies fortement altéré, alors nous faisons couvrir
la région parotidienne d'un emplâtre de thériaque et de diachylum gommé, et appliquer un large vésicatoire à la nu-
que et aux jambes, s'il n'y en a pas eu; nous mettons en
usage nos frictions et nos lavemens antityphiques, nous
donnons pour boisson l'eau d'orge fortement alicantée, et
par intervalles le vin d'Alicante pur.

Chez quelques sujets cette médication a eu des résultats
avantageux, mais nous devons dire que dans le plus grand
nombre des cas où la parotidite s'est présentée avec ce dernier caractère, accompagnée d'une profonde adynamie, elle
a presque complètement échoué, car alors, ou la délitescence
de la tumeur a eu lieu et la mort s'en est promptement suivie, ou il s'y est établi de nombreux foyers de suppuration
et l'absorption de ce pus a produit une aggravation de
maladie et par suite la mort; aussi nous proposons-nous de
recourir à d'autres moyens pour combattre cette effrayante
complication, entre autres aux onctions mercurielles intro-

duites récemment dans la pratique avec un succès marqué contre diverses phlegmasies par M. Serres d'Alais.

Nous venons, Messieurs, de vous exposer les divers moyens que nous mettons en usage pour combattre les phénomènes multipliés qui se présentent dans les diverses formes et les diverses périodes des fièvres continues ; vous avez remarqué que nous ne les avons ordonnés qu'après une appréciation rigoureuse et rationnelle des divers symptômes que présente chacune d'elles. Nous continuons chacun d'eux tant que se maintiennent les symptômes qui les ont réclamés. Quand leur gravité s'affaiblit d'une manière notable, quand les fonctions commencent à rentrer dans leur état normal, une nouvelle période surgit, de nouvelles indications se présentent ; d'autres moyens doivent désormais remplacer ceux qui ont été jusqu'alors mis en usage. Cette période est celle de la convalescence. Ce nouvel état de l'économie exige une surveillance extrême et des soins tout particuliers dont l'expérience journalière fait sentir et reconnaître l'importance ; car l'absence de ces soins, ou la moindre négligence dans leur administration, a été fréquemment la cause de rechutes qui fréquemment aussi ont été funestes.

Voici les soins que nous prenons à cette époque de la maladie, et auxquels nous devons un retour plus prompt à la santé et surtout plus assuré chez nos malades atteints de fièvres continues, typhoïdes ou non.

Tant que la fièvre persiste avec chaleur à la peau, quelque vives que soient les instances des malades pour réclamer de la nourriture, nous recommandons de n'en donner d'aucune espèce, même du bouillon, quelque léger qu'il puisse être.

Nous ne commençons à en permettre qu'aux malades dont la peau n'a plus ce qu'on appelle la chaleur fébrile (chaleur sèche, âcre), et dont le pouls n'est plus fébrile ou l'est peu, et qui sentent vivement le besoin de prendre quelque chose ; deux à trois bouillons coupés suffisent pour les premiers jours. Nous ajoutons le lait de poule le soir ; nous permettons le lait de vache coupé avec l'eau d'orge sucrée, et nous le continuons à ceux qui le digèrent bien. Nous arrivons ensuite aux fécules que l'on ajoute au bouillon ou au lait, d'abord en petite quantité, puis en quantité progressivement plus forte. Nous donnons après ces petits potages de l'eau rougie par des vins vieux autant que possible; enfin nous permettons les viandes blanches, rôties ou bouillies, et peu de pain, ayant le soin d'en proportionner la quantité à la facilité avec laquelle on les digère, et au bien qu'en éprouvent les malades. Viennent en dernier les légumes au lait, ou au gras suivant le goût des individus. Après chaque repas nous accordons un peu de vin pur. Nous enjoignons à nos malades de se bien vêtir afin de se mettre à l'abri de l'impression du froid, impression capable de produire alors un dérangement notable dans la santé.

Un exercice modéré devient indispensable, mais il faut le mettre en rapport avec les forces du malade.

Nous ne saurions trop recommander d'éviter aux convalescens des impressions morales pénibles; nous en avons vu des effets déplorables.

Avec ces précautions et cette attention soutenue, on voit les forces se rétablir avec une progression rapide et satisfaisante.

Chez les sujets à qui nous avons pu appliquer notre méthode dans le premier septenaire avant le développement de lésions très-graves, nous trouvons dans nos notes que la convalescence a commencé généralement du dixième au quatorzième jour du traitement; chez quelques-uns, nous l'avons vue dès le sixième jour.

Chez les sujets qui présentaient dans ce premier septenaire des symptômes très-graves avant l'application de notre méthode, elle commençait du dix-huitième au vingt-quatrième jour.

Chez les malades auxquels nous n'avons pu appliquer notre méthode que dans le second septenaire, quand les lésions étaient d'une gravité ordinaire, la convalescence s'établissait du quinzième au vingtième jour; chez un certain nombre, àu vingtième au vingt-cinquième ; chez d'autres, quand les lésions étaient très-graves, c'était ordinairement du trentième au quarantième, quelquefois au quarante-cinquième jour, et au cinquantième.

D'où l'on peut déduire l'importance d'appliquer cette méthode dans le premier septenaire, et l'immensité de ses avantages à cette époque sur toutes les autres méthodes de traitement.

Nous nous expliquons ces résultats et nous nous en rendons un compte satisfaisant en envisageant l'affection typhoïde intestinale sous un point de vue particulier. En effet, suivant nous, comme nous l'avons dit, cette affection est le résultat d'un travail morbide établi sur l'appareil folliculeux de l'intestin grêle (glandes de Peyer et Brunner). Quand ce travail morbide peut être combattu avec efficacité dès le principe, l'intumescence de ces follicules est arrêtée, la sécrétion morbide qui a lieu concurremment avec cette intumescence perd de son caractère hostile; s'il n'y a pas encore d'ulcérations, il ne s'en produira pas ; les follicules reviennent par degré à leur état normal, tant sous le rapport de leur tissu, de leur volume, que sous celui de leurs fonctions. Dans ce cas, il est tout simple que les autres fonctions qui ont été troublées par suite de l'affection folliculeuse de l'intestin grêle reviennent aussi à leur état normal, puisque leur trouble n'a plus de cause qui l'entretienne. Eh bien ! c'est ce qui a lieu quand nous sommes assez heureux pour pouvoir appliquer au début de cette affection nos épithèmes, qui sont la base de notre traitement.

Le travail morbide établi sur l'appareil folliculeux intestinal n'étant, suivant nous, que le résultat immédiat d'une altération spéciale qu'a éprouvée, par une cause inconnue jusqu'ici, le système nerveux ganglionnaire qui se distribue au tube intestinal et préside à toutes les fonctions des appareils divers qui le constituent, nos épithèmes ayant dans ce cas la propriété de ramener promptement ce système à son état normal, ainsi que nous le démontre une expérience journalière depuis plus de dix ans consécutifs, quand cette altération spéciale du système nerveux intestinal est très-récente, nous ne sommes point étonné que l'état morbide de l'appareil folliculeux intestinal, qui est l'effet immédiat de l'influence sur lui du système ganglionnaire devenu malade, se modifie et revienne lui - même à l'état normal dans un court délai. Sous ce point de vue, que nous regardons comme très-physiologique, nous pouvons dire que nos épithèmes appliqués dès le principe arrêtent le développement ultérieur de la maladie typhoïde intestinale, en préviennent les conséquences funestes et la jugulent pour ainsi dire.

Nous appuyant sur les mêmes considérations, et regardant comme vraie et incontestable l'étiologie de l'affection typhoïde que nous venons d'exposer ; quand le travail morbide des follicules de l'intestin grêle n'a pas été combattu dès le principe avec succès, quand il s'est développé au point d'exister et de se montrer sous la forme d'ulcération à divers degrés, au moment où nous avons été appelé à appliquer nos épithèmes, fait que nous pouvons reconnaître à la prostration, à la stupeur, et autres symptômes dits typhoïdes que présente alors la maladie, attendu que nous avons alors à combattre trois ennemis :

1° L'état morbide du système nerveux intestinal ;

2° L'état morbide de l'appareil folliculeux intestinal déterminé par l'influence ganglionnaire, état morbide qui se caractérise par l'intumescence de cet appareil, son ulcération et surtout la sécrétion délétère qui s'y établit ;

3° L'espèce d'empoisonnement produit par l'absorption de cette sécrétion morbide délétère ;

Il nous paraît naturel alors qu'il y ait plus de difficultés à surmonter pour ramener à l'état normal :

1° Le système ganglionnaire intestinal, dont l'état morbide a été la cause première de l'affection des follicules intestinaux ;

2° Le système folliculeux intestinal devenu phlegmoneux, ulcéré, et sécrétant des fluides délétères ;

3° Les centres nerveux morbidement impressionnés par la présence de ces sécrétions délétères introduites dans la circulation.

Nous livrons à la méditation des praticiens impartiaux ces explications, qui, pour nous, ne sont point de vaines hypothèses, mais bien des déductions logiques des lois qui régissent notre économie.

Nous venons de vous faire connaître, Messieurs, dans son entier la méthode de traitement que depuis plus de dix ans nous employons pour combattre les fièvres continues parmi lesquelles l'affection intestinale paraît jouer le rôle principal, et dont elle est la cause la plus fréquente.

Nous vous en avons exposé les résultats heureux, et nous ne vous avons point caché ou dissimulé les résultats malheureux.

Tout nous porte à croire qu'on en obtiendra partout d'aussi heureux que ceux que nous avons obtenus, non-seulement dans les fièvres continues, mais dans celles qui sont rémittentes, ainsi que dans les fièvres éruptives et les autres affections qui présentent un caractère typhoïde, si on satisfait complètement aux conditions qu'elle impose, conditions qui se bornent :

1° A bien apprécier le caractère des symptômes que présente la maladie, afin de ne pas confondre ceux qui doivent leur naissance à une phlegmasie franche avec ceux qui proviennent d'une phlegmasie typhogénique ;

2° A ne point appliquer le traitement antiphlegmasique aux symptômes qui ont un caractère typhoïde, ni notre médication antityphique à ceux qui ont un caractère phlegmasique ; par conséquent à n'ordonner de saignées que dans les cas de phlegmasie franche ; à s'abstenir de vomitifs et de purgatifs malgré l'état saburral de la langue, malgré les nausées, les vomissemens bilieux, quand ces symptômes, ces phénomènes sont accompagnés d'autres phénomènes indicateurs d'un caractère typhoïde et à ne les permettre, encore avec réserve, que dans les cas où il n'y aurait ni phlegmasie franche ni phlegmasie typhoïde ;

3° A ne point recourir aux toniques énergiques ni aux antispasmodiques dans le début de l'adynamie ou de l'ataxie, sans avoir apprécié la cause qui les a déterminées;

4° A appliquer sur le ventre et les lombes nos épithèmes le plus tôt possible, et dès le moment où on aura acquis, d'après les signes que nous avons donnés, la conviction que la maladie tient à un état typhoïde;

5° A employer concurremment avec eux les autres moyens que nous avons fait connaître, et qui nous ont paru les plus propres à combattre heureusement les diverses altérations qui se développent dans les diverses périodes des fièvres continues et dans les maladies qui leur sont analogues;

6° A ne commencer à permettre le bouillon et d'autres alimens qu'au moment où nous avons indiqué qu'on pouvait le faire sans inconvénient.

Qu'on ne croie pas que ces conditions de succès que nous imposons à ceux qui voudront faire l'essai de notre méthode soient de vaines formalités qui ne reposent sur aucun motif plausible, et qui ne sont d'aucune importance. Telle pourrait être l'opinion de ceux qui ne seront pas convaincus de la justesse de notre appréciation du caractère de la maladie, qui regarderont comme hypothétiques et la cause que nous attribuons à son développement, et les systèmes qui y prennent part; qui enfin ne pourront croire que l'efficacité des moyens que nous proposons ne puisse avoir lieu que dans une certaine manière de les appliquer, ou que cette efficacité puisse être entravée et empêchée par l'emploi d'autres moyens.

Qu'il nous soit permis de répondre aux personnes qui penseraient ainsi que nous n'attachons aucune importance à nos explications étiologiques ou thérapeutiques, mais qu'en revanche nous en attachons beaucoup à la constance des résultats que nous avons obtenus.

Nous devons leur faire connaître que ces résultats n'ont eu lieu tels que nous l'avons signalé que dans les cas où les conditions que nous imposons et que nous nous sommes imposées à nous-même d'après une longue expérience ont été complétement remplies ; que nos résultats n'ont pas été aussi heureux, ni aussi constans chez les malades qu'on avait affaiblis par des saignées inopportunes, et chez lesquels on avait cru devoir employer dès le début les vomitifs, les purgatifs ou les toniques.

Nous ne demandons qu'une chose aux personnes qui ne partageraient pas notre opinion, c'est qu'elles fassent momentanément abnégation de leur conviction personnelle; qu'elles veuillent bien, dans les essais qu'elles feront, se conformer avec ponctualité aux indications que nous avons précisées d'une manière assez positive; qu'elles notent alors les résultats qu'elles auront obtenus, et qu'elles les apprécient avec impartialité.

Si, après avoir satisfait à ces indications, leurs résultats ne sont pas conformes aux nôtres, leur conviction personnelle restera ce qu'elle était avant ces essais, et nous aurons tort à leurs yeux. Si au contraire ces résultats sont semblables aux nôtres, nous aimons à nous flatter que leur conviction en sera ébranlée, qu'ils la modifieront, et se sentiront disposés à admettre comme plausible notre manière d'apprécier la maladie dont nous nous occupons, et comme utile la méthode de traitement avec laquelle nous la combattons.

Ici, Messieurs, se termine la tâche que nous nous étions fixée.

Dans la communication que nous venons vous faire aujourd'hui, nous n'avons d'autre pensée que celle de chercher à prouver que partout où il y a à observer, partout il y a à recueillir et à utiliser; qu'ainsi on peut, quoique n'habitant pas la capitale, payer son tribut à la science, quelque faible qu'il puisse être, et concourir à ses progrès.

Nous n'éprouvons d'autre besoin que celui de remplir un devoir qui nous est imposé comme médecin d'un grand hôpital, et comme membre d'une Société à laquelle nous sommes sincèrement attaché par les doubles liens d'une estime profonde et d'une gratitude sans bornes pour la bienveillance dont elle nous honore, et qui, depuis les nouvelles conquêtes qu'elle vient de faire, paraît animée d'une nouvelle ardeur, et se sent électrisée par la présence dans son sein du premier magistrat du département, appréciateur éclairé des sciences, des lettres et des arts, qui s'est fait un bonheur de s'associer à ses travaux, et un devoir de les encourager en lui offrant le tribut de ses propres veilles.

Si le but des associations scientifiques est de contribuer au perfectionnement des sciences, on ne peut espérer de l'atteindre qu'en se communiquant réciproquement dans le sein de ces associations le résultat de ses méditations, en s'encourageant mutuellement dans ces communications, en s'éclairant les uns les autres sur le degré d'utilité qu'elles peuvent offrir, en recherchant ensemble les moyens propres à ajouter à ce degré d'utilité.

Nous venons aujourd'hui offrir une occasion favorable à l'application de ces observations.

En échange de notre communication, qui présente un nouveau mode de combattre plus avantageusement une classe entière de maladies reconnues funestes à l'espèce humaine, vous recevrez, Messieurs, des honorables membres de la section de médecine à qui sera déféré notre mémoire, le tribut de leurs sages et profondes réflexions sur un objet aussi grave, qui intéresse toutes les classes de la société, et tous les âges de la vie depuis la tendre enfance jusqu'aux approches de la vieillesse.

Ils viendront vous dire si cette méthode de traitement considérée rationnellement peut offrir les avantages que nous lui reconnaissons d'après une expérience de plus de dix années; ou si elle est susceptible d'entraîner dans son application des dangers ou même des inconvéniens.

Ils ne se contenteront pas de l'envisager sous un point de vue théorique, ils sont trop instruits pour trouver dans des considérations spéculatives les bases d'une conviction suffisamment éclairée.

Ils chercheront, nous n'en doutons pas, à s'assurer par eux-mêmes des effets que produit journellement son emploi à l'Hôtel-Dieu, soit en voulant bien suivre quelques uns des malades que nous aurons à y traiter, que nous y traitons maintenant, soit en l'appliquant à leurs propres malades. Ainsi, Messieurs, se formera une opinion consciencieuse qu'ils viendront bientôt vous soumettre.

Si dans l'emploi de cette méthode ils trouvent des améliorations à introduire, des réformes à faire, ils s'empresseront de vous les faire connaître, et nous, Messieurs, nous nous empresserons de les adopter et de leur en témoigner notre gratitude.

Comme vous le voyez, Messieurs, la science et l'humanité ne pourront que gagner à ce concours d'efforts. Tous nous aurons rempli notre devoir à leur égard et au vôtre, et tous nous croirons avoir acquis des droits à la continuation de votre bienveillance et de votre estime, ainsi qu'à vos encouragemens.

P. S. — Dans notre avant-propos nous avons exprimé nos regrets de n'avoir pas vu quelques-uns de nos collègues répondre à la pressante invitation qui, comme on vient de le voir, termine notre mémoire, et concourir ainsi avec nous à jeter de nouvelles lumières sur le sujet important que nous y avons traité.

Ces regrets, nous les renouvelons encore en ce jour, dans l'espoir qu'ils pourront être entendus; ils sont d'autant plus sincères que nous attachons beaucoup de prix à l'opinion de nos honorables confrères, et que nous n'eussions eu qu'à nous féliciter de la connaître et de la faire connaître, tant nous aimons à profiter des avis utiles qu'on veut bien nous donner.

Puisque nos collègues nous ont mis dans l'impossibilité de présenter au public des faits que nous leur avions vivement réclamés, puisque ceux que nous recueillons encore chaque jour nous forcent à reconnaître l'utilité de la nouvelle médication que nous proposons, et l'importance des signes qui nous en indiquent l'opportunité, nous pensons qu'on nous permettra, dans notre intérêt personnel et dans celui de la science, 1° de citer le passage suivant du mémoire sur le choléra de M. Sue, médecin en chef de l'hôpital de Marseille, dont nous avons parlé dans notre avant-propos :

« L'application de l'emplâtre antinévropathique du « docteur Ranque sur l'abdomen, après avoir pratiqué « plusieurs mouchetures sur cette région et même le long « de la colonne vertébrale dans les cas les plus graves, a été « le *moyen auquel nous avons recouru avec le plus de* « *succès* pour entretenir l'effet salutaire des bains d'étuve » (*Relation de l'épidémie de Marseille,* 1834, 1835);

2° De présenter le rapport qui nous fut demandé en 1838 par le conseil de santé des armées relativement à une épidémie qui sévit alors sur la garnison d'Orléans. Ce rapport, qui n'est que l'exposé des faits qui se sont passés dans notre hôpital sous les yeux des nombreuses personnes qui y sont attachées à divers titres, ce rapport, disons-nous, adressé à des

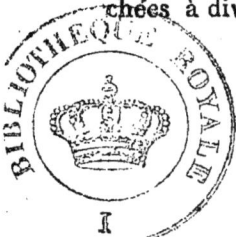

membres aussi éclairés que le sont ceux qui composent le conseil de santé des armées, nous semble, ainsi que la citation extraite de la relation de l'épidémie de Marseille, on ne peut plus propre à faire sur les esprits non prévenus une impression capable d'inspirer le désir de s'assurer de la réalité des assertions contenues dans notre mémoire.

Les membres du conseil de santé des armées à MM. les officiers de santé en chef de l'hospice civil et militaire d'Orléans.

Paris, le 14 mai 1838.

MESSIEURS ET HONORÉS CONFRÈRES.

M. le ministre de la guerre, informé par M. le sous-intendant militaire en résidence à Orléans, qu'il s'est déclaré depuis quelques jours une maladie qui affecte le caractère épidémique et qui atteint de préférence les jeunes soldats nouvellement incorporés dans le 55e régiment d'infanterie de ligne, nous venons vous prier de vouloir bien nous éclairer sur la nature et les symptômes de cette maladie.

C'est par le récit que vous voudrez bien prendre la peine de nous faire que nous serons à même d'en connaître et de rassurer le ministre s'il y a lieu, ou de lui proposer les moyens d'arrêter les progrès de cette épidémie naissante.

Peut-être en est-il dans cette circonstance comme sur d'autres points où l'encombrement des malades avait aggravé leur situation, qu'un concours de soins bien entendus a promptement améliorée.

C'est pour atteindre cet heureux résultat, messieurs et honorés confrères, que nous venons ici faire appel à vos connaissances et à votre zèle, dans l'intérêt de nos militaires malades.

Recevez, messieurs, l'assurance de notre parfaite considération,

Les membres du conseil de santé des armées,

Signé : PASQUIER, HARENZ.

RAPPORT au conseil de santé des armées, par le médecin en chef de l'Hôtel-Dieu.

Orléans, 21 mai 1838.

MESSIEURS ET HONORÉS CONFRÈRES,

Par votre lettre du 14 de ce mois, vous nous demandez des renseignemens sur la nature et les symptômes de la maladie qui a atteint depuis quelque temps le 55e régiment d'infanterie de ligne, en garnison dans cette ville.

Nous nous empressons de satisfaire à votre demande.

En janvier et février dernier, la garnison jouissait d'une santé parfaite, car le nombre de ses malades ne s'élevait pas alors à plus de quatre-vingts.

En février, quatre cents conscrits environ ont été incorporés dans le régiment. C'est spécialement sur ces jeunes gens, venant des départemens de l'Ouest, qu'a sévi l'épidémie, qui a commencé à se développer les premiers jours de mars, s'est élevée progressivement jusqu'au 12 de ce mois, et décroît depuis cette époque de manière à ne présenter maintenant qu'un cas tous les deux à trois jours.

Cette épidémie s'est manifestée en même temps sous la forme de rougeole, de scarlatine, de variole, de fièvre typhoïde, de péripneumonie, de péricardite, de gastrite et de bronchite.

On a reçu à l'hôpital :

En mars..............	72 militaires	
En avril................	135 —	341
En mai jusqu'au 22..	134 —	

Sur ces 341 malades, nous avons eu à traiter :

Rougeoles....... ... 207
Varioles.............. 3
Scarlatines. 2
Fièvres typhoïdes....... 17
Plévropneumonies...... 24
Bronchites............ 54
Péricardites........... 3
Gastrites et entérites..... 5
Ictère 1

TOTAL.......... 316

Parmi les 207 rougeoles, nous en avons noté 10 très-légères, 22 un peu graves et 175 très-graves.

Des 175 très-graves il y en a eu 58 qui, dès le début, se sont présentées avec un caractère éminemment inflammatoire et l'ont conservé jusqu'à leur terminaison. Le système respiratoire était le siége spécial de l'inflammation ; nous les avons combattues par les saignées répétées, les sangsues à l'épigastre et aux clavicules, des topiques mucilagineux sur l'abdomen, des ventouses scarifiées, des vésicatoires, des boissons adoucissantes.

Malgré l'énergie de ce traitement, nous n'avons pu nous rendre maîtres de l'inflammation chez tous nos malades ; sur nos 58, nous en avons perdu 4 ; à la nécropsie, nous avons trouvé chez ces malheureux les poumons fortement hépatisés, les bronches couleur vieil acajou, les plèvres adhérentes et suppurantes, et concurremment l'estomac et les intestins un peu enflammés.

Les 117 restans offraient la plupart à leur début de la céphalalgie, de l'oppression, de la toux, des crachats sanguinolens, une assez grande faiblesse, et néanmoins une fièvre intense. Le caractère inflammatoire semblant prédominer, nous eûmes recours d'abord, mais avec précaution, aux saignées, aux sangsues ; chez quelques malades ce traitement réussit, et nous leur continuâmes une médication anti-phlegmasique.

Mais chez d'autres, les symptômes s'aggravèrent sous l'influence de ce traitement, et du moment où nous vîmes chez nos malades les piqûres de sangsues présenter une teinte indigo, les gencives des petites molaires offrir une exsudation blanche, nacrée, les rêvasseries se manifester pendant les courts instans de sommeil, les épistaxis survenir avec prostration, nous abandonnâmes les anti-phlogistiques et nous leur substituâmes l'emploi d'une méthode que depuis plus de dix ans nous mettons en usage *avec succès dans tous les cas où la méthode anti-phlegmasique ne nous réussit pas et où il se déclare des symptômes typhoïdes.*

Cette méthode consiste dans l'application sur le ventre et les lombes d'épithèmes dont la composition est dans tous les formulaires.

Nous laissons ces épithèmes trois jours; nous les renouvelons quand les symptômes ne diminuent pas; quand ils augmentent, nous les supprimons. Ils ne produisent ni rubéfaction, ni vésication; ils modifient, suivant nous, le système nerveux ganglionaire abdominal, par l'intermédiaire du système nerveux périphérique sur lequel ils sont appliqués, et contribuent efficacement, par l'impression qu'ils y déterminent, à faire cesser les rêvasseries des malades, leur agitation, leur fièvre et leur prostration, *quand la maladie a son siège dans les viscères abdominaux, condition de rigueur pour le succès.*

Concurremment avec ces épithèmes, nous continuons les boissons adoucissantes si la faiblesse n'est pas trop grande; si la prostration est portée à un haut degré, nous ajoutons à ces boissons un peu de vin d'Alicante ou autre vin d'Espagne; nous faisons faire sur les cuisses des frictions avec un liniment composé avec une partie de teinture éthérée de quinquina jaune et deux parties d'huile de camomille; pour chaque friction nous employons une cuillerée à bouche de ce mélange; nous les répétons deux à trois fois, suivant le degré de prostration ; nous avons en même temps recours aux vésicatoires. Quand la prostration diminue, nous diminuons la dose de ces frictions ; nous arrivons par degré à l'usage du lait mêlé à une boisson adoucissante.

Telle a été la médication que nous avons employée sur 90 de nos 117 morbilleux chez lesquels le caractère inflammatoire avait été remplacé par le caractère typhoïde. Ses résultats dans cette épidémie ont été on ne peut plus satisfaisans, car sur ces 90 nous n'en avons perdu que quatre ; et sur ces quatre il y en a eu un qui a succombé à une large perforation de l'estomac et à un développement extraordinaire des follicules intestinaux, sous le rapport de leur nombre, de leur grosseur, de leur couleur, qui était d'un rouge éclatant, non-seulement dans l'iléon, mais dans la totalité du cœcum et du colon ascendant; chez les trois autres, nous avons trouvé les poumons très-gravement hépatisés, et chez l'un d'eux un des lobes du poumon était entièrement détaché des autres et était plongé dans une quantité assez considérable de pus provenant des poumons et des plèvres malades.

Il nous en reste encore trois assez gravement malades, chez lesquels nous craignons le développement d'une pneumonite, et dont l'issue est douteuse.

Des trois varioles que nous avons eues à traiter, deux étaient confluentes à la face, et la dernière ne se présentait que sous la forme d'une varioloïde.

Chez les deux confluentes il se manifesta quelques symptômes typhoïdes, des rêvasseries, de la prostration, de la diarrhée, les gencives se montrèrent nacrées, et les piqûres de sangsues violacées. D'après cette réunion de symptômes, éclairé par une expérience antérieure sur le danger de faire alors une médecine expectante, et nous rappelant les avantages que nous avions obtenus les années précédentes de l'application de nos épithèmes sur le ventre et les lombes dans des cas de variole grave, nous les fîmes appliquer à nos malades. Nous avons eu lieu de nous en applaudir, car la confluence des pustules s'arrêta à la face, et l'éruption se montra très-discrète sur tout le reste de la surface du corps chez nos deux malades. Dès le lendemain nous remarquâmes un mieux prononcé. Lorsque la tuméfaction de la face se montra, ves le huitième jour environ, nous fîmes appliquer un vésicatoire à chaque jambe comme moyen révulsif; avec ce traitement et des boissons adoucissantes, les varioles arrivèrent à leur période de dessication et se terminèrent très-heureusement. Nos deux malades sont encore à l'hôpital, mais en pleine convalescence. Nous ferons remarquer que l'un de ces militaires atteints de variole confluente avait été vacciné et que sa vaccine avait été heureuse.

Les deux scarlatines qui ont été l'objet de nos soins dans cette épidémie étaient très-intenses. Toutes les deux elles étaient accompagnées d'une pharyngite très-grave et d'un amygdalite remarquable par la grosseur des amygdales et par l'exsudation grisâtre dont leur surface était couverte, exsudation qui présentait tous les caractères d'une escarre. Chez ces deux malades nous vîmes se manifester les symptômes typhoïdes que nous venons de noter pour les varioles ci-dessus. Dès ce moment, après avoir reconnu l'inefficacité des sangsues au cou, nous fîmes appliquer nos épithèmes sur le ventre et les lombes, nous continuâmes les boissons adoucissantes. Pour faire cesser l'état fâcheux du pharynx, nous fîmes promener, à plusieurs reprises par jour, sur les amygdales, un pinceau de charpie chargé de notre pyrothonide pur, substance éminemment résolutive des inflammations muqueuses, oculaires et buccales; à l'aide de nos épithèmes, nous avons vu les symptômes typhoïdes se calmer progressivement; au moyen de notre pyrothonide nous avons eu la satisfaction de voir les amygdales revenir très-promptement à leur état normal, quoiqu'elles présentassent avant ce traitement l'aspect le plus fâcheux. Ces deux scarlatines se sont très-bien gnéries.

Quant à nos dix-sept fièvres typhoïdes qui ont fait partie de l'épidémie actuelle, nous avons noté que la forme sous laquelle elles se présentaient était la forme péripneumonique, c'est-à-dire oppression, toux, crachats sanguinolens, douleurs de côté, fièvre vive. D'après cette apparence inflammatoire du début, nous employâmes d'abord les saignées du bras, les sangsues sur le côté, les loochs blancs, les boissons adoucissantes; nous ne fûmes pas long-temps sans nous apercevoir que ce n'était point à une péripneumonie ordinaire que nous avions affaire, puisque nous n'obtenions aucun soulagement de ce traitement, quoique assez énergique, et qu'au contraire nous voyions s'aggraver la maladie. Nous n'en fûmes pas surpris en trouvant sur nos malades nos signes indicateurs du caractère typhoïde, c'est-à-dire les piqûres de sangsues violacées, les gencives nacrées, l'épistaxis, les rêvasseries, la diarrhée, l'absence de la couenne dans le sang. Quand nous fûmes assuré d'après ces signes que nous avions à combattre des péripneumonies typhoïdes, ou plutôt une fièvre typhoïde sous le masque d'une péripneumonie, nous abandonnâmes les saignées, les sangsues, et nous fîmes couvrir le ventre et les lombes de nos épithèmes. Nous persistâmes dans l'emploi des boissons adoucissantes; dès le surlendemain nous fûmes à même de remarquer l'heureuse influence de cette médication nouvelle; les crachats se montraient moins sanguinolens et sortaient avec plus de facilité; la douleur de côté était moindre; les rêvasseries n'existaient plus ou étaient bien plus faibles. Quelques jours après les crachats étaient blancs, la respiration était devenue naturelle; il ne restait qu'une extrême faiblesse, effet des désordres intestinaux qui constituaient la maladie, qui se prolongeait quelque temps encore. Nous avons été on ne peut plus heureux dans le traitement de ces fièvres typhoïdes, car nous n'en avons perdu aucun, et si nous n'en avons point perdu, nous croyons le devoir à ce que de bonne heure nous avons été averti par nos signes typhoïdes du caractère de la maladie, et à ce que nous avons appliqué à ce caractère un des meilleurs moyens de le combattre, qui est l'application dès le principe de nos épithèmes.

En ce qui concerne les 24 plévropneumonies sans rougeole, qui comme la fièvre typhoïde ont été une des formes qu'a affectées l'épidémie, nous ferons part de nos observations. Elles se sont toutes montrées avec le caractère essentiellement inflammatoire; pendant leur durée il ne s'est pas manifesté un seul signe typhoïde. Dès-lors nous n'avons eu à employer pour les traiter que les saignées, les ventouses, les sangsues, les vésicatoires et les boissons les plus adoucissantes. Quoique nous ayons été très-énergique dans l'emploi des saignées et du traitement antiphlegmasique, nous n'avons pu empêcher que dix de ces maladies ne se soient terminées par la mort. La nécropsie nous a démontré que chez ces victimes l'inflammation datait de loin, puisque les désordres organiques qu'elle nous a démontrés ne pouvaient être que l'effet de vieilles inflammations, attendu que sur la plupart les poumons étaient farcis de tubercules de diverses grosseurs, et offraient des cavernes nombreuses.

Quant aux bronchites qui ont été admises à l'hôpital, elles n'ont rien offert de remarquable, sinon qu'elles se sont pour la plupart prolongées plus loin que cette affection n'a coutume de le faire. Elles ont cédé à un traitement adoucissant au début, et au summum du développement, et aux vésicatoires et à la diète lactée sur la fin.

Nous avons jusqu'ici perdu seulement 26 militaires, savoir 4 rougeoles à caractère phlegmasique, 4 autres à caractère typhoïde, 10 plévropneumonies, 3 péricardites et 5 gastroentérites.

L'ictère que nous avons traité et guéri quoique ne pouvant être considéré comme tenant à l'épidémie est un fait que nous citons, car il était porté à un haut degré d'intensité quand nous avons été appelé à le traiter. Comme cet ictère était essentiellement aphlegmasique, nous l'avons traité par la teinture éthérée de belladone en potion et en lavement, et comme quarante autres que nous avons traités les années précédentes, il a été promptement guéri par cette médication que nous ne saurions trop recommander dans ces cas d'ictère apyrétique sans lésion organique, attendu que cette nuance d'ictère se montre souvent réfractaire aux traitemens le plus ordinairement employés ; voici la formule de notre potion anti-ictérique :

2 Eau de tilleul   4 onces.
Teinture éthérée de belladone, 20 gouttes.
Sirop de gomme   1 once.

Pour le lavement, nous mettons 25 à 30 gouttes de teinture éthérée de belladone dans un verre d'eau de tilleul.

Tels sont, messieurs et honorés confrères, les faits que nous avons notés dans notre service concernant l'épidémie qui occupe en ce moment l'attention de S. E. le ministre de la guerre, et qui fixe la vôtre d'une manière particulière. Nous vous les transmettons.

S'ils vous paraissent de quelque intérêt, veuillez être assez bon pour nous le faire connaître.

Veuillez permettre que je joigne à ce rapport celui que j'ai adressé en 1839 au ministère, et qui vous confirmera l'heureux résultat des moyens qui ont été employés dans l'épidémie actuelle.

J'ai l'honneur d'être, Messieurs et honorés confrères, avec la plus haute considération, votre très-humble serviteur,

Le médecin en chef,

RANQUE.

LETTRE des Membres du Conseil de santé des armées,
en réponse au rapport ci-dessus.

Paris, le 30 mai 1838.

MESSIEURS ET CHERS CONFRÈRES,

Nous vous remercions des détails dans lesquels vous avez pris la peine d'entrer pour nous faire connaître le caractère de l'épidémie complexe que vous avez observée dans les hôpitaux d'Orléans, sur les militaires de la garnison de cette ville. Votre rapport offre beaucoup d'intérêt, à raison des descriptions de maladie plus ou moins variées ou diversement nuancées dont il est enrichi, et par les vues thérapeutiques ingénieuses et fécondes qu'il contient. Nous regrettons seulement que vos recherches cadavériques ne se soient pas étendues jusqu'à l'appareil cérébro-rachidien, qui d'ordinaire participe aux désordres de la poitrine et de l'abdomen, soit en partageant les congestions inflammatoires qui se trouvent dans ces derniers, soit en offrant des altérations de consistance, d'odeur et de texture qui sont particuliers à l'effet typhoïde et qui peuvent, dans certains cas qu'il est utile de distinguer, en être le point de départ.

Toutefois le tableau graphique que vous avez tracé de l'épidémie est si parfait d'ailleurs que nous pouvons à la rigueur nous passer de ce complément.

Nous devons aussi vous féliciter du bonheur de votre pratique, où nous avons remarqué une vigilance éclairée qui saisit les points de vue appréciables et sait mettre à profit toutes les indications.

Ces avantages compensent amplement le déficit que nous avons eu la franchise de vous signaler dans les autopsies. Nous espérons, Messieurs et chers confrères, que vous n'en serez point offensés, et nous vous renouvelons nos remercîmens pour le soin que vous avez pris de nous signaler toutes les particularités qui pouvaient nous éclairer sur les influences capables de porter atteinte à la santé de nos soldats dans les circonstances où il vous a été donné de les observer.

Recevez, Messieurs et chers confrères, l'expression des sentimens de parfaite estime et de considération très-distinguée avec lesquels nous avons l'honneur de vous saluer.

Les Membres du Conseil de santé des armées,

Signé : S. LARREY, HARENZ, FAUCHÉ, PASQUIER, BROUSSAIS.

———

NOTA. Si, dans l'épidémie dont nous avons présenté le caractère et fait connaître le traitement que nous avons employé, il se fût développé des symptômes qui eussent pu nous indiquer et nous faire présumer une affection quelconque du système cérébral, nous en eussions fait mention, et nous nous serions fait un devoir de rechercher et d'indiquer les altérations que nous eût présentées le cerveau.

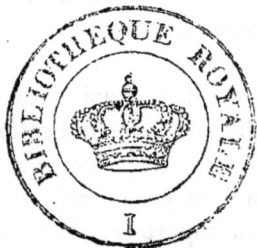

Imp. de Danicourt et Pagnerre, à Orléans.

Caractères Anatomiques
du Typhus intestinal.

Fig. 3.

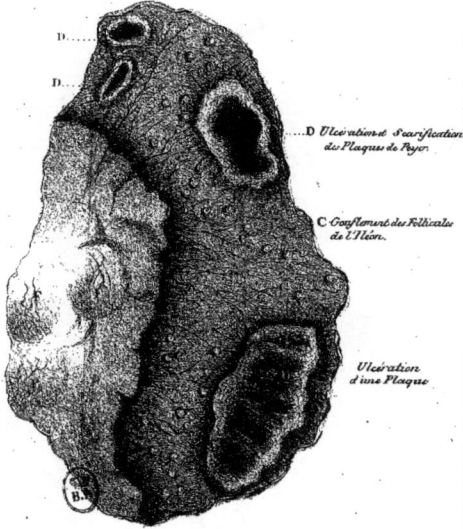

D......

D......

D. *Ulcération et Scarification du Plaques de Payer.*

C. *Gonflement des Follicules de l'Iléon.*

Gonflement des glandes lymphatiques du Mésentère.

Ulcération d'une Plaque.

B.

Séméiotique Typhoïde
du D.ʳ Ranque,
enseignée dans un Cliniques depuis 1825.

Fig. 1.

Signes indicateurs du Caractère typhoïde.

A. *Gencives nacrées.*

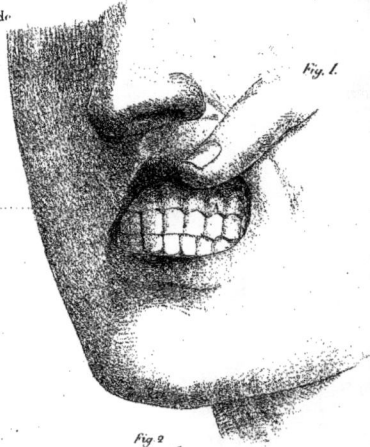

Fig. 2.

B. *Piqûres des Sangsues Teintes jus de mûres.*

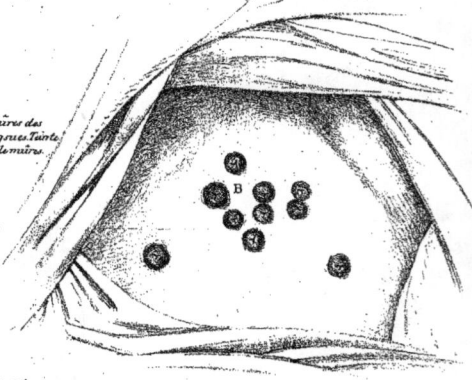